Besser sehen

Dieses Buch führt Schritt für Schritt in die weltberühmte natürliche Heilmethode des großen amerikanischen Augenspezialisten Professor William Bates ein, mit der es möglich ist, die gesunde Sehkraft vollständig zu erhalten und Sehstörungen zu beseitigen.

Wenn Ihnen – aus welchen Gründen auch immer – das Tragen von Brillen oder Kontaktlinsen unzumutbar erscheint oder Sie aus beruflichen Gründen Ihre Augen sehr strapazieren müssen, haben Sie hier die Möglichkeit, die Ursachen von Sehfehlern, Sehstörungen oder -beeinträchtigungen bereits an ihrer Wurzel zu beseitigen. Bei dieser Methode lernen Sie ein therapeutisches Augen-Übungsprogramm kennen, das Sie speziell auf Ihre Anforderungen und Problemursachen abstimmen können. Dadurch geben Sie Ihren Augen die notwendige Unterstützung, um Funktionsstörungen zu beseitigen beziehungsweise zu verhüten.

Dr. med. *Margaret D. Corbett* ist Augenärztin (Ophthalmologin) und praktiziert in Los Angeles, wo sie auch eine inzwischen berühmt gewordene Augenschule leitet, in der das alternativmedizinische Programm zur Anwendung kommt, das auch Inhalt dieses Buches ist. Als Schülerin und spätere Mitarbeiterin von Professor William Bates übernahm sie dessen bahnbrechende »Bates-Methode« des aktiven Entspannungstrainings für das Auge.

Dr. med. Margaret D. Corbett

Besser sehen

Selbsthilfe gegen Sehfehler nach der berühmten Bates-Methode

Aus dem Amerikanischen
übersetzt von
Dr. med. F. v. Werz

Bechtermünz Verlag

Genehmigte Lizenzausgabe für
Weltbild Verlag GmbH, Augsburg 1999

Titel der amerikanischen Originalausgabe:
Help Yourself To Better Sight
Umschlaggestaltung: grafik-house Kuchenbauer, Donauwörth
Gesamtherstellung: Franz Spiegel Buch GmbH, Ulm
Printed in Germany
ISBN 3-8289-1814-X

INHALT

EINLEITUNG

Die von William Bates entwickelte neue Methode, die Sehkraft geschädigter Augen durch Entspannungsübungen wiederherzustellen, fand auf Grund ihrer praktischen Ergebnisse weithin Anerkennung und hat inzwischen bei Menschen mit geschwächtem oder mangelhaftem Sehvermögen wahre Wunder vollbracht.

Die Welt kann deshalb nicht umhin, einen Mann zu bewundern, der eine höchst einträgliche ophthalmologische und chirurgische Praxis aufgab, um einen besseren Weg zu suchen, der leidenden Menschheit zu helfen, und dafür sowohl finanzielle als auch Prestige-Verluste hingenommen hat. Die Tatsachen, vor die er sich in der Augenheilkunde gestellt sah, die ungelösten Probleme, die Fehler der schulgerechten Praxis trieben ihn zu immer neuer Hingabe an die große Aufgabe seiner Entdeckung, die den geängstigten und sorgenbeladenen Menschen durch die mögliche Wiederherstellung ihrer normalen Sehkraft neue Hoffnung zu bringen vermag.

Dr. Bates war Inhaber von Diplomen der Cornell-Universität und der Hochschule für Innere Medizin und Chirurgie in New York; er war nacheinander Arzt am Manhattan-Hospital für Augen- und Ohrenkrankheiten, am Bellevue-Hospital, am New Yorker Augen-Ambulatorium, am Northwestern Dispensary und am Haarlem-Hospital; er hatte großes Ansehen als Ophthalmologe und hielt an der New Yorker Medizinischen Hochschule und am New Yorker Hospital Fortbildungskurse in Ophthalmologie für Ärzte; er hatte weiterhin fünf Jahre Forschungsarbeit an der Columbia Universität und alles in allem vierzig Jahre wissenschaftlicher Arbeit hinter sich, bevor er seine Entdeckungen der „American Medical Association" vorlegte.

Schon frühzeitig in seiner augenärztlichen Laufbahn hatte Dr. Bates erkannt, daß die übliche Art der Verschreibung von Brillengläsern für Brechungsfehler verbesserungsbedürftig sei. Als er eines Tages in einer kleinen Landstadt Montanas dem kurzsichtigen Kind von Freunden eine Brille verschrieb, mahnte er: „Trage sie nur, wenn du mußt, Marguerite, gib deinen Augen Freiheit, sooft du kannst. Erweitere deinen Blick, laß ihn zu beiden Seiten der Landstraße dahinschweifen, über jeden Heuschober; zähle jeden Tag, wie viele du davon überblicken kannst." Und dann schüttelte er traurig den Kopf und prophezeite: „Brillen sind nicht das Richtige, sie sind nur Krücken. Eines Tages werden wir einen besseren Weg finden."
Obwohl er ein sehr erfahrener Praktiker war und seine Kollegen ihn als augenärztliche Autorität anerkannten, ersuchte Dr. Bates die Ärzte doch immer wieder, seine Erkenntnisse selbst nachzuprüfen, bevor sie diese verurteilten. Er forderte, daß sie, würden sie als richtig befunden, im Interesse der Augenleidenden Anwendung finden sollten; seien sie aber falsch, sollten ihn die Kollegen ruhig bloßstellen, damit die Öffentlichkeit vor ihm geschützt würde. Er erklärte es als unvereinbar mit der ärztlichen Ethik, wenn die Wissenschaft den Augenleidenden derartig einfache, wirksame Methoden vorenthalte.

Zu seinen Lebzeiten wurde sein Wunsch jedoch nicht mehr erfüllt. Aber er lebte lange genug, um zahlreiche Anhänger heranzubilden, welche danach strebten, sein Verfahren zu vervollkommnen, Augenleiden durch Entspannung auszugleichen und die Sehkraft wiederherzustellen.

Heute hat sich seine naturgemäße Methode durch ihre eigenen Verdienste endgültig durchgesetzt. Sie wird in der Margaret-D.-Corbett-Augenschule in Los Angeles und in Zweigschulen im Nordwesten der USA von gut ausgebildeten Kräften gelehrt. Jeder Lehrer dieser ständig wachsenden Organisation hat durch seine Erfahrungen dazu beigetragen, die Technik der Anwendung Batesscher Grundsätze zu vervollkommnen. Die Ergebnisse dieser Forschungen wurden in regelmäßigen Besprechungen und Zusammenkünften gesichtet, um den praktischen Ausbau der Methode zu

fördern. Auf den folgenden Seiten sollen die Endresultate dieser Arbeit wiedergegeben werden.
Inzwischen hat die Bates-Methode auch internationale Verbreitung erlangt; der Ruf nach Zweigschulen wird aus vielen Staaten und entfernten Ländern wie zum Beispiel Mexiko, Südamerika, Indien und Rußland laut. Schon sind Lehrer tätig in Kanada, Buenos Aires, Neuseeland, England und Hawaii. Die Schule von Los Angeles schickt ihre Lehrkräfte weit hinaus, um dem ständig wachsenden Bedürfnis nach Augenschulung nachzukommen. Ein Tochterinstitut ist die „Ferris School of Eye Sight Training" in London, an der ebenfalls das Bates-System angewandt wird.
In Zeitungen und Magazinen erschienen bereits viele Artikel über das Bates-System; die Augenschule in Los Angeles wird in der neuesten Ausgabe der „Encyclopedia of American Biography" besprochen. Seit dem Erscheinen des Buches von Dr. Bates „Besser sehen ohne Brille" (1918) wurden viele Bücher über dieses Thema geschrieben – das bekannteste ist „The Art of Seeing" (Die Kunst des Sehens) des berühmten englischen Autors Aldous Huxley. Es gibt eine sehr umfassende und brauchbare Darstellung, wie eine Selbstbehandlung mittels der Bates-Methode durchzuführen ist. Huxley schreibt: „Die Augen versehen uns mit den visuellen Sinneseindrücken, welche das Rohmaterial für das Sehen sind. Das Gehirn nimmt dieses Rohmaterial auf und verarbeitet es zu seinem Endprodukt: dem normalen Bild von Gegenständen der Außenwelt."
Während des zweiten Weltkrieges zogen bereits viele Soldaten ihren Nutzen aus dem Bates-System, und nach dem Krieg wurde deshalb der Augenschule in Los Angeles für ihre Heilbehandlung bei Kriegsveteranen die Anerkennung des amerikanischen Veteranenverbandes ausgesprochen. Als einen wichtigen Teil ihres Hilfsprogrammes für Kriegsheimkehrer konnte die Bates-Organisation ihre Forschungsarbeit sogar auf die Wiederherstellung des Sehens bei Menschen ausdehnen, die nur noch einen schwachen Schein wahrnehmen.

Margaret D. Corbett

DIE GRUNDLAGEN DER BATES-METHODE

Deutliches Sehen ist das Ergebnis aufmerksamer Wahrnehmung und richtigen Erkennens. Eine Steigerung der Erkennungskraft steigert meist die Wahrnehmungskraft sowie das Ergebnis von Wahrnehmung und Erkennen, das wir „Sehen" nennen.
Aldous Huxley

Das Sehvermögen kann gesteigert werden; der Schlüssel dazu ist, Gehirn und Augen zu entspannen. Auf dieser einfachen Erkenntnis beruht die Methode, mit deren Hilfe Dr. William H. Bates und alle jene, die seine Methode anwenden, so vielen Erwachsenen und Kindern zu besserem Sehen verhelfen konnten.
Die Notwendigkeit, das natürliche Sehvermögen zu verbessern, ist in jüngster Vergangenheit besonders nachdrücklich zur Geltung gekommen. Der zweite Weltkrieg mit seinen ungeheuren Anstrengungen zur Verteidigung stellte nicht nur an die Augen der Soldaten im Felde erhöhte Ansprüche, sondern auch an die Augen der Zivilbevölkerung. Auch die Tendenz, auf visueller Grundlage zu unterrichten, setzt ein gutes Sehvermögen bei allen Schülern voraus.
In unserem überfeinerten Zeitalter ist ein gutes Sehvermögen eine Fertigkeit und muß wie jede andere Fertigkeit entwickelt werden. Dr. Bates hat bewiesen, daß das Sehvermögen geschult werden kann; seine Lehre vollbrachte bei der Rückgewinnung geschwächter Sehkraft wahre Wunder. In allen Erdteilen gibt es Menschen jeden Alters und jeden Berufs, die eine Besserung ihres Sehvermögens der Methode des Dr. Bates verdanken.

Kampf gegen alte Theorien

Das Bates-System hat mit vielen alten Theorien über die Augenheilkunde aufgeräumt. Jahrelang hat man geglaubt, die Sehkraft zu verbessern sei unmöglich; der Mensch sei eben von Natur aus mit kräftigen oder schwachen Augen, mit gutem oder schlechtem Sehvermögen ausgestattet und müsse sich auf Lebenszeit mit dem gegebenen Zustand abfinden, sofern dem nicht durch Augengläser abgeholfen werden könne. Eine andere weitverbreitete Meinung war, jedes Auge, ob kräftig oder schwach, büße seine Kraft mit zunehmendem Alter ein, obwohl oft genug das Gegenteil gilt; manche Menschen bleiben trotz hohen Alters im Besitz eines ausgezeichneten Sehvermögens oder stellen sogar eine Besserung der Sehkraft fest, wenn sie aus dem Lebenskampf ausscheiden und dem Treiben der Welt gelassen zuschauen. Mit Vierzig, wird uns gesagt, müßte jeder beim Lesen Augengläser tragen. Die meisten Menschen brauchen sogar bifokale oder, schlimmer noch, trifokale Gläser. Dies, so heißt es, ist auf die unvermeidliche Verhärtung der Augenlinse im Alter zurückzuführen, die das Nahsehen ohne Gläser erschwert.

Heute sind uns die Irrtümer bekannt, auf denen solche Trugschlüsse fußen. Dr. Bates hat bewiesen, daß das Auge trainiert werden kann und daß entspannte und an Sonnenbestrahlung gewöhnte Augen im Alter nicht schwächer werden. Er hat ferner festgestellt, daß nicht nur das Auge trainiert, sondern auch das Zusammenspiel von Auge und Gehirn durch Schulung erheblich verbessert werden kann.

Auge und Gehirn lassen sich leicht zu strafferer Zusammenarbeit erziehen; denn der Sehnerv, eine Ausstülpung des Gehirns, ist ebenso ein Teil des Auges wie des Gehirns. Das Ende des Sehnervs kleidet das Augeninnere als Haut aus und wird Netzhaut genannt. Die Netzhaut funktioniert als lichtempfindliche Schicht, dem Film in einer Kamera vergleichbar; sie nimmt das Bild auf, das dann im Gehirn entwickelt wird.

Dr. Bates stellte ferner fest, daß gutes oder schlechtes Sehen, Kurzsichtigkeit oder Weitsichtigkeit nicht von der Beschaffenheit der Linse abhängen. Er entfernte die Linse aus dem Auge eines Patienten durch die Staroperation und brachte es dennoch nach der Operation fertig, das Auge für Nah und Fern gleich sehtüchtig zu machen, wie ja auch die linsenlose Camera obscura Bilder aufnehmen kann. Diese Möglichkeit, entdeckte Dr. Bates, beruht darauf, daß das Auge nach dem Prinzip aller optischen Instrumente – Feldstecher, Teleskop und Photoapparat – arbeitet: die Längsachse des Augapfels verlängert sich beim Lesen und verkürzt sich beim Betrachten eines entfernten Gegenstandes. Dies nennt man die Akkommodation. Ist die Akkommodation gut und blickt das Auge gerade auf einen Punkt, so ist es auf ihn eingestellt. Dr. Bates erkannte weiter, daß es unmöglich ist, Einfluß auf diese Akkommodation des Augapfels bei der Fixierung eines nahen oder fernen Punktes zu nehmen, da sie von unwillkürlichen Muskeln regiert wird.

Die unwillkürliche Muskulatur funktioniert, wie und wann sie will; normal, wenn sie entspannt, anormal, wenn sie verkrampft ist. Da jeder der unwillkürlichen Muskeln ein Ausläufer eines jener langen Muskeln ist, die von außen mit dem Augapfel verbunden sind, bezeichnen wir diese unwillkürlichen Muskeln in ihrer Gesamtheit als äußere unwillkürliche Muskulatur.

Die meisten äußeren Muskeln lassen sich von unserem Willen beeinflussen. Wir können ihre Funktion willkürlich bestimmen. Diese willkürlichen Muskeln treten zum Beispiel in Tätigkeit, wenn wir die Augen von der einen nach der andern Seite rollen oder sie nach oben und unten bewegen. Solche Augenbewegungen bewirken allerdings keine Akkommodation; diese wird nur durch Entspannung erreicht.

Versuche, die Akkommodation des Auges durch Augengymnastik zu beeinflussen, haben sich als unwirksam erwiesen. Die Erklärung hiefür ist: Augengymnastik ist eine willkürliche Handlung. Solche Übungen haben keinen unmittelbaren Einfluß auf jene Muskeln, auf die wir einzuwirken bestrebt sind, eben jene, die die Einstellung auf einen nahen oder fernen Punkt bestimmen.

Darum sieht die Bates-Methode von solchen Übungen ab, die einen bewußten Einfluß auf das Auge auszuüben versuchen und in der Tat zu einer Verschlimmerung mangelhafter Sehkraft führen können. Die Bates-Methode hat das Ziel, durch vollkommene Entspannung die Sehtätigkeit zu erhöhen, damit Auge und Gehirn normal zusammenarbeiten können, die Akkommodation der Augen den unwillkürlichen Muskeln überlassen und eine klare Einstellung möglich ist.

Zwei Arten von Entspannung

Die Entspannung, das Geheimnis normalen Sehens, bildet also die Grundlage für unsere Augenübungen. Es gibt zwei Arten von Entspannung.

1. Die Entspannung, der man sich überläßt, wenn man ruht und die Augen nicht gebraucht.

2. Jene Art der Entspannung, die man ganz selbstverständlich beim Arbeiten beibehalten soll und die ein rasches und klares Sehen gewährleistet.

Sobald entspanntes Sehen zur Gewohnheit geworden ist, kräftigen sich die Augen durch den bloßen Gebrauch, wie ja auch jeder andere Körperteil durch entspannte Tätigkeit gesünder und stärker wird. So wird beispielsweise auch bei der Behandlung von Schwerhörigen stets größter Wert auf Entspannung gelegt.

Ein Athlet ist erst dann in guter Form, wenn er entspannt ist. Zeitaufnahmen von einem guten Boxer oder einem guten Läufer zeigen, wie sie, obwohl sie ihre Muskeln für kurze Augenblicke anspannen, um mehr Kraft zu entwickeln, beim Boxen oder Laufen allgemein entspannt bleiben. Hauptsächlich darum pflegen Sportler vor dem Wettkampf sich durch leichte Übungen aufzulockern.

Die normale, entspannte Funktion des Auges wird durch die großen Anforderungen des modernen Lebens stark beeinträchtigt.

Menschen, die ein gemächliches Leben führen, leiden nicht an überanstrengten Augen. Es wäre dringend geboten, Kindern schon in den untersten Schulklassen die Kunst des Sichentspannens beim Lernen und bei der Arbeit beizubringen. Tatsache ist, daß Wissen am leichtesten erworben und schöpferische Arbeit am besten geleistet wird, wenn das Gehirn entspannt und ruhig ist. Mancher Schriftsteller hat mir erzählt, ihm kämen seine besten Einfälle, wenn er völlig entspannt und ausgeruht sei, und nicht etwa, wenn er sich das Gehirn nach Ideen zermartere.

Dr. Bates hat bewiesen, daß Augen, die genügend Sonnenlicht bekommen und nicht überanstrengt werden, auch im Alter ihre Kraft behalten, weil sie beim Gebrauch entspannt waren – das Geheimnis jeder gesunden Leistungsfähigkeit. Wie außerordentlich gut die Sehkraft primitiver Völker ist, wird durch folgende Geschichte veranschaulicht: Einer meiner Studenten, der die eigene Sehkraft für weite Entfernungen geschult hatte, stellte bei einem Indianerstamm in der Wüste Untersuchungen an. Eines Tages, während er mit einem alten Indianer in der Wüste spazierenging, erblickte er durch einen starken Feldstecher am Horizont einen Hirsch. Er zeigte auf ihn und fragte seinen Begleiter, was für ein Tier das sei. Der alte Indianer warf den Kopf in den Nacken, richtete seinen Blick in die Weite und sagte: „Ein Hirsch, der in südlicher Richtung zieht." Mein Student glaubte, der Alte sei weitsichtig und sehe in der Nähe schlecht – er leide an der sogenannten „Alterssichtigkeit" unserer Zivilisation. Er nahm deshalb ein wenig Wüstensand, streute ihn auf seine Hand und zeigte ihn dem Alten. Der sah sich die Hand an und schilderte genau den daraufliegenden Sand.

Dr. Bates befaßte sich mit dem Sehvorgang selbst, nicht mit dem Auge. Denn sobald sich das Sehen bessert, bessert sich meist von allein auch das Augenleiden. Verkrampfung, Überanstrengung und Dezentralisation – Dezentralisation liegt vor, wenn zum Sehen ein falscher Teil der Netzhaut und nicht das Sehzentrum gebraucht wird – sind die Ursachen mangelhaften Sehens oder, wie es in der Fachsprache heißt, eines „Brechungsfehlers". Wird die Verkrampfung ausgeschaltet, so berichtigt sich der Brechungsfehler von selbst. Die Schulmedizin vertritt die gegenteilige Auffassung: der Brechungsfehler ist Ursache der Verkrampfung; sie korrigiert den Brechungsfehler, aber die Verkrampfung bleibt unbeachtet. Obwohl Dr. Bates Arzt und Chirurg war, ist seine Methode im wesentlichen psychologisch-erzieherischer Art – nicht medizinischer. Wir, die wir seine Methode lehren, kümmern uns um physiologische und pathologische Probleme nicht. Es besteht für uns auch kein Grund dazu. Die Erfahrung lehrt: wenn Menschen mit mangelhaftem Sehvermögen richtig sehen lernen, dann werden automatisch auch organische Augenleiden behoben. Ein entspanntes Auge wird besser durchblutet als eines, das falsch gebraucht oder überanstrengt wird. Je besser aber ein Organ durchblutet ist, um so leichter kann es größere Widerstandsfähigkeit gegen Krankheiten entwickeln und zugleich andere Mängel überwinden.

Nun liegt die Frage nahe, was Sie selbst gegen die Mängel Ihres Sehens unternehmen können. Lesen Sie aufmerksam die Beschreibung der Übungen in diesem Buch und führen Sie diejenigen Übungen aus, die für Ihren besonderen Fall geeignet sind. Lassen Sie sich davon überzeugen, daß Verkrampfung das Grundübel ist und die Ursache für Brechungsfehler und andere, noch ernstere Komplikationen. Nehmen Sie sich fest vor, die Verkrampfung zu überwinden. Führen Sie die vorgeschriebenen Übungen täglich ebenso regelmäßig durch, wie Sie Ihre Mahlzeiten einnehmen. Sie werden über die Ergebnisse erstaunt sein: Sie werden nicht nur besser sehen, sondern auch Ihr gesamtes Nervensystem wird sich kräftigen und Ihre Leistungsfähigkeit gegenüber den Beanspruchungen des täglichen Lebens wachsen. Die Entspannung des Körpers und Geistes bringt sogar eine freudigere seelische Verfassung mit sich und gibt Ihnen einen hübscheren Gesichtsausdruck.

Wer nur eine Teilbesserung seiner Sehkraft erfährt, muß die Entspannungsübungen unbedingt fortsetzen, damit die Teilbesserung erhalten bleibt. Wer dagegen eine vollkommene Normalisierung erreicht, wird eine dauernde Besserung erleben und kann auf weiteres Üben verzichten, da ihm seine guten Sehgewohnheiten in Fleisch und Blut übergegangen sind – und eingefleischte Gewohnheiten bleiben lebenslänglich haften.

BAU UND FUNKTION DES AUGES

Die Natur geizt nicht. Das Erbteil, mit dem sie den Menschen ausgestattet hat, ist gewiß nicht kümmerlich. Als sie den menschlichen Körper schuf, beging sie keine Fehler, noch gestattete sie dem Menschengeist, eine Zivilisation zu entwickeln, deren Ansprüchen der Mensch körperlich nicht gewachsen wäre ... In allem scheint sie nach dem Wahlspruch zu handeln: Sorge reichlich für den Notfall vor.

Dr. med. J. A. Jackson

Das Auge zählt zu den kompliziertesten und interessantesten Organen, weil es in besonders enger und unmittelbarer Verbindung zum Gehirn steht. Die Embryologie lehrt, daß eine der ersten Entwicklungen, die sich im Embryo vollziehen, die Ausstülpung des Sehnervs aus dem Gehirn ist. Während das Auge sich im Embryo heranbildet, bleibt es durch den Sehnerv mit dem Gehirn verbunden. Der Sehnerv wächst sich innerhalb des Auges zu einem feinen inneren Hautgewebe, der Netzhaut, aus. Die Netzhaut befindet sich im Augenhintergrund und ist die empfindliche Platte, die beim normalen Auge das Bild aufnimmt, das dann im Gehirn durch das Bewußtsein erkannt wird, ähnlich wie ein Bild, auf dem Film einer Kamera festgehalten, sichtbar wird, wenn der Film entwickelt ist.

Die Netzhaut eines normalen Auges besteht aus zehn Schichten. Die neunte, also nächstinnere und wichtigste Schicht enthält die stäbchen- und zäpfchenförmigen Nervenenden, von denen das Sehen abhängt. Vermutlich dienen die Zäpfchen zur Unterscheidung der Farben; sie liegen gegen die Mitte der Netzhaut zu. Die Stäbchen, nimmt man an, ermöglichen das Sehen bei Nacht und liegen mehr am Rand der Netzhaut. In derselben Schicht der Netzhaut liegt, ein klein wenig außerhalb des Mittelpunkts, ein kleiner gelber Fleck, genannt Macula Lutea oder Sehzentrum. Mit der Macula sieht man am schärfsten. Sie setzt sich hauptsächlich aus Zäpfchen zusammen. Eine kleine Vertiefung in ihrer Mitte heißt Fovea centralis oder Sehgrube, mit einer ganz besonders lichtempfindlichen Gruppe zapfenförmiger Nervenenden.

Die Macula übermittelt dem Gehirn die scharfen Bilder. Die übrigen Netzhautteile nehmen weniger deutliche Bilder auf. Sie können selbst den Unterschied zwischen Bildern feststellen, die mit dem Sehzentrum und solchen, die mit den weniger empfindlichen äußeren Netzhautbezirken aufgenommen werden. Machen Sie folgenden Versuch: Halten Sie die geöffneten Hände, die Innenflächen nach vorn gerichtet, etwa zwanzig Zentimeter seitlich des Kopfes, in einer Linie mit Ohren und Schultern. Blicken Sie geradeaus auf irgendeinen Gegenstand, etwa eine Türklinke, und bewegen Sie nun Ihre Finger. Wenn sie den Blick immer streng geradeaus richten, sehen Sie zwar etwas sich seitlich bewegen, aber wüßten Sie nicht, daß es sich um Hände und Finger handelt, würden Sie diese nicht erkennen, denn das Sehen mit der Netzhautperipherie, den Netzhauträndern, reicht dazu nicht aus. Die Nervenenden in den äußersten Netzhautbezirken vermögen eben nicht, ein klares Sehen zu vermitteln. Halten Sie aber die Hände fünfzehn Zentimeter weiter nach vorn, so sehen Sie deutlich die Bewegungen der Finger, obgleich Sie immer noch auf die Türklinke blicken. Sie erkennen nun Hände und Finger. Rücken Sie die Hände weitere fünfzehn Zentimeter vor, dann können Sie die einzelnen Finger zählen und sogar Ringe erkennen, denn die Hände sind jetzt dem zentralen Blickfeld näher. Trotzdem sehen Sie, wenn Ihre Augen einigermaßen normal sind, die Türklinke deutlicher und schärfer als die Finger zu beiden Seiten des Kopfes. Dies beweist, wie wichtig die richtige Einstellung der Augen ist, wie wichtig es ist, daß das Blickzentrum beider Augen gleichzeitig auf ein und denselben Gegenstand gerichtet ist. Irren die Augen ab, so übernehmen die äußeren Netzhautteile die Funktion des Sehens, und das Bild ist verwischt und unscharf.

Funktion der Netzhaut

Obgleich wir schon manches über die Netzhaut wissen, bleibt doch vieles noch zu klären. Wie alle toten Körperzellen verändert sich auch die tote Netzhaut, noch ehe sie wissenschaftlich untersucht werden kann. Auch bietet die tote Netzhaut keine Möglichkeit, zu beobachten, wie sie funktioniert; auf welche Weise das aufgenommene Bild dem Gehirn zugeleitet, wie es im Gehirn gedeutet und auf Grund der Erinnerung an frühere Bilder bewußt wahrgenommen wird. Das Auge selbst, einer Kamera ähnlich, ist nur Vermittler der bewußten Wahrnehmung. Bewußte Wahrnehmung ist im Grunde ein rein geistiger Vorgang.

Wie bei der Kamera fällt auch beim Auge das Bild umgekehrt auf die Netzhaut, doch wird es im Gehirn richtig gestellt. Daß dieser Vorgang geistiger Art ist, zeigt das psychologische Experiment mit der Umkehrlinse, mit deren Hilfe das Bild aufrecht auf die Netzhaut geworfen wird, der Versuchsperson also umgekehrt erscheinen müßte. Das Gehirn lernt jedoch bald, es richtig wiederzugeben.

Die Netzhaut gleicht, wie bereits gesagt, dem Film in der Kamera und ist wie dieser mit einem chemischen Stoff überzogen, der zur Aufnahme des Bildes dient. Beim Auge heißt dieser Stoff Rhodopsin oder Sehpurpur. Wird der Film in einer Kamera belichtet, so ist der lichtempfindliche Stoff, mit dem der Film getränkt worden ist, sofort aufgebraucht. Im normalen Auge dagegen ersetzt sich, sooft auch ein Bild auf die Netzhaut fällt, der chemische Stoff, der Sehpurpur, sofort wieder, so daß die Netzhaut für das nächste Bild aufnahmebereit ist. Die Wissenschaft nimmt an, daß sich der Wechsel von Verbrauch und Erneuerung des Sehpurpurs mit größter Schnelligkeit abspielt und so dem Auge die Aufnahme einer ununterbrochenen Folge von Bildern ermöglicht. Einig sind sich die Wissenschaftler jedoch über den Zweck des Sehpurpurs und dessen Funktion beim eigentlichen Sehen nicht ganz, da er im wichtigsten Teil der Netzhaut, in der Macula, dem Sehzentrum, fehlt.

Seltsamerweise sind in der Macula auch keine Blutgefäße. Und man findet, obwohl die Netzhaut sonst überall mit Stäbchen und Zäpfchen durchsetzt ist, nur wenige Stäbchen in der Macula und gar keine an der Stelle des schärfsten Sehens, in der Fovea.

Die Zahl der Stäbchen nimmt zum Rande der Netzhaut hin zu. Sie übernehmen das periphere Sehen, so daß wir imstande sind, seitlich befindliche Dinge zu sehen und von ihnen nicht erschreckt werden. Die Stäbchen ermöglichen uns wahrscheinlich auch das Sehen bei Nacht und treten in Funktion, wenn die lichtempfindlichen Zäpfchen von Macula und Fovea ausgeschaltet sind.

Die Fovea, die Sehgrube, die Stelle des schärfsten Sehens, kann man durch die Pupille des lebenden Auges mit dem Augenspiegel beobachten. Dr. Bates brachte durch seine besondere Methode der Netzhautbeobachtung das meiste über ihre Funktion in Erfahrung. Er konnte die Netzhaut aus einer Entfernung von zwei Metern und mehr beobachten, während die Versuchsperson ihre Augen normal gebrauchte. Dr. Bates entdeckte, daß die Fovea, eine Gruppe äußerst empfindlicher Nervenenden, nur dann scharfes Sehen vermittelt, wenn das Auge seine Tätigkeit in entspanntem Zustand ausübt; daß sie nur in diesem Zustand „dynamischer Entspannung“ ihre Aufgabe, jeden von dem beobachteten Gegenstand ausgehenden Lichtstrahl aufzufangen, ausüben kann. Dann, und nur dann ergibt sich scharfes Sehen.

Ist dagegen das Gehirn angespannt, so verkrampfen sich die willkürlichen Augenmuskeln: das Auge weicht ab und die einfallenden Lichtstrahlen fallen statt auf die Stelle des schärfsten Sehens auf die weniger empfindlichen peripheren Teile der Netzhaut. Die Macula nimmt scharfe, deutliche Bilder auf, die peripheren Netzhautnerven vermitteln dagegen nur unscharfe, undeutliche Bilder, die zu verarbeiten wiederum das Gehirn anstrengt. So entsteht ein unheilvoller Kreislauf. Solches Sehen bedeutet für Auge und Gehirn eine Anstrengung und ergibt nur undeutliche Bilder. Ist aber die Macula richtig eingestellt und funktioniert die Fovea gut, werden Auge und Gehirn nicht angestrengt, und die Bilder sind scharf.

Also ist die Netzhaut zweifelsohne der kostbarste Teil des Auges und bedarf der sorgsamsten Pflege sowie des besten Schutzes. Die Natur läßt es bei der Bildung unserer Organe an Sorgfalt und Vorsicht nicht fehlen; nie gibt sie sich mit einer einzigen Schutzhülle zufrieden, sondern bildet stets mehrere Hüllen und Schutzanlagen. Der Netzhaut hat sie vorsorglich zwei äußere Schutzanlagen gegeben und das Augeninnere mit einer schützenden Flüssigkeit gefüllt.

Der äußere Panzer des Augapfels aus Bindegewebe, die undurchsichtige weiße Lederhaut, besteht aus zahlreichen Schichten, so daß dem Auge, auch wenn eine Schicht verletzt, zerkratzt oder verbrannt wird, noch immer Schutz geboten ist. Diese Lederhaut umschließt den ganzen Augapfel, sie hat nur hinten eine Öffnung, wo der Sehnerv eintritt, und geht vorn in ein durchsichtiges Fenster über, einem Uhrglas ähnlich, das Cornea oder Hornhaut heißt. Die Hornhaut, die verwundbarste Stelle des Auges, hat fünf Schichten; die äußerste, als zusätzlicher Schutz gegen Stiche und Verletzungen, ist zäh und verhornt.

Unter der Lederhaut, der äußeren Schutzschicht des Auges, liegt als weitere Hülle die dunkle, undurchsichtige Aderhaut, die das Auge wie eine Dunkelkammer auskleidet. Auch sie besteht aus mehreren Schichten, in denen die Blutgefäße liegen, die die Netzhaut mit Nährstoffen versorgen. Die Aderhaut enthält auch die Venen, durch die das verbrauchte Blut und die Abbaustoffe abfließen. Zum Schutz des feinen Netzhautgewebes, das ihr innen anliegt und von ihr ernährt wird, hat die Aderhaut außerdem eine härtere Schicht, wie einen dünnen Fingernagel etwa.

Die Aderhaut geht in ihrem vorderen Drittel in den Strahlenkörper über, vor dem die Iris liegt, jener farbige Teil, der die Schönheit des Auges ausmacht und, wichtiger noch, die Lichtmenge reguliert, die das Auge zur Aufnahme seiner Bilder braucht. Iris, Strahlenkörper und Aderhaut gehören alle derselben Schicht an. Die Iris kann man mit der Blende einer Kamera vergleichen, weil sie sich zur Bildaufnahme bei schwachem Licht weit öffnet, bei hellem

Licht dagegen eng zusammenzieht. Die runde Öffnung der Iris heißt Pupille.

Vergleich zwischen Auge und Kamera

Hinter der Iris, in einem kleinen mit Flüssigkeit gefüllten Raum, liegt die Kristallinse. Sie ähnelt der Linse einer Kamera, nur ist die Kameralinse ein starres Stück Glas, während die Linse im normalen Auge eines Erwachsenen aus einer Reihe von Lagen durchsichtigen Gewebes besteht, durch die das in die Pupille einfallende Licht auf die Netzhaut im Augenhintergrund geworfen wird.

Eine klare, wäßrige Flüssigkeit füllt den Hohlraum hinter der Hornhaut, vor und hinter der Iris und rings um die Linse aus. Diese Flüssigkeit heißt Kammerwasser; sie trägt dazu bei, diesen Teil des Auges zu stützen und in Form zu halten. Der größere Hohlraum im Augeninnern, zwischen Linse und Netzhaut, ist mit einer zähen Flüssigkeit gefüllt, ähnlich dem Weißen im Ei. Diese gallertartige Flüssigkeit, der „Glaskörper", erhält dem Augapfel seine Kugelform, indem er zwei Drittel des Augapfels ausfüllt wie die Luft einen Ballon. Auch stellt der Glaskörper einen weiteren Schutz der Netzhaut dar.

Wir finden also die kostbare Netzhaut, das Ende des Sehnervs, als innerste Schicht wohlgeborgen tief im Innern des Augapfels. Hornhaut, Linse und zwei Flüssigkeiten schützen sie von vorn, und zwei kräftige Gewebschichten hüllen sie vollständig ein. Mit derart geschützten Sehnerven dürfen wir die berechtigte Hoffnung haben, daß uns unser Sehvermögen lebenslänglich erhalten bleibt.

Die mechanische Arbeit des Auges wird von sechs wichtigen Muskeln verrichtet, die außen am Augapfel ansetzen. Sie sind an dem Weißen des Auges, der Lederhaut, befestigt.

Vier dieser Muskeln erstrecken sich von vorn nach hinten; sie setzen vorn nahe der Hornhaut an und enden hinten an der knöchernen Augenhöhle. Einer liegt über, einer unter und je einer zu beiden Seiten des Augapfels. Sie heißen Musculi recti oder gerade Augenmuskeln.

Die beiden andern Muskeln, die Musculi obliqui oder schrägen Augenmuskeln, liegen schief um den Augapfel herum, einer setzt unten an der Lederhaut, der andere seitlich oben am Augapfel an. Alle sechs langen Muskeln sind, außer an ihrem Ansatzstück, quergestreift; an den wichtigen Ansatzstellen sind sie glatt. Der quergestreifte Teil eines jeden Muskels ist willkürlich und untersteht also unserem Willen. Die glatten Teile dagegen sind unwillkürlich; sie reagieren ohne bewußten Befehl.

Mit den länglichen, quergestreiften Teilen dieser äußeren Muskulatur rollen wir die Augen, drehen sie nach oben und unten oder bewegen sie nach den Seiten.

Die glatten Teile der Muskeln verlängern oder verkürzen unwillkürlich die Augapfelachse, stellen das Auge also für Nah- und Weitsehen ein. Beide glatten Muskelgruppen funktionieren tadellos, ziehen die Augapfelachse in die Länge oder verkürzen sie in vollkommenem Zusammenspiel, sofern ihre Tätigkeit nicht durch Verkrampfung gestört wird – mit andern Worten: wenn sie entspannt bleiben, wie ja auch sonst jede Körperbewegung von dem ungehemmten Zusammenspiel der entgegengesetzt wirkenden Muskeln abhängt.

Für den chemischen Schutz der Augenoberfläche sorgen die Tränendrüsen durch desinfizierende Bespülung. Sie liegen über dem Augapfel unter dem Oberlid, das die von den Tränendrüsen abgesonderte Flüssigkeit über die Augenoberfläche verteilt. Der chemische Stoff, der in der Tränenflüssigkeit enthalten ist, das Lysozym, ist nach Meinung von Wissenschaftlern so wirksam gegen Krankheitskeime, daß ein Teelöffel davon der Heilwirkung von dreihundert Litern Salzwasser entspricht. Es darf uns also nicht wundern, wenn wir unter Tausenden von Augen so selten ein entzündetes treffen.

Das Auge hat einen ausgedehnten und rasch fließenden Blutkreislauf. Der Sehnerv ist mit eigenen Blutgefäßen versehen, deshalb bessert sich beim entspannten Auge, wenn die Gefäße sich öffnen, die Durchblutung und das Auge kann normal funktionieren. Wir haben nun die wichtigsten Teile des einer Kamera ähnlichen Auges beschrieben. Jetzt wollen wir sehen, wie das Auge normalerweise arbeitet.

Die willkürlichen Teile der äußeren Muskulatur bewegen den Augapfel und richten die Pupille auf den Gegenstand, den man sehen will. Die unwillkürlichen Teile dieser Muskeln dehnen den Augapfel in die Länge, wenn der Gegenstand nah, und verkürzen ihn, wenn er fern ist. Vollziehen Verlängerung und Verkürzung des Augapfels sich normal, fällt das Bild stets auf die richtige Stelle der Netzhaut, auf die Macula.

Das Bild dringt durch die uhrglasförmige Hornhaut, durch das klare Kammerwasser, durch die klare Kristallinse, die das Licht sammelt, weiter bis zu den Stäbchen und Zäpfchen der Netzhaut im Hintergrund des Auges. Die Lichtstrahlen, die das Bild übermitteln, regen die Macula an und lassen die Zäpfchen der Fovea in Tätigkeit treten. Ist das Auge entspannt, so vibrieren diese Zäpfchen mit ungeheurer Geschwindigkeit, fangen alles Licht, das von dem betrachteten Gegenstand ausgeht, auf und arbeiten das Bild im wahrsten Sinne des Wortes wie ein Relief heraus, indem sie auch noch die kleinste Einzelheit in lebhaftem Kontrast von Hell und Dunkel nachzeichnen.

Dieses Bild wird vom Sehnerv dem Sehzentrum des Gehirns zugeleitet und dort aufgenommen und gedeutet. Erst dann, durch einen rein geistigen Vorgang, wird das Bild zur bewußten Wahrnehmung. Wie die Netzhauteindrücke vom Gehirn verarbeitet und in bewußtes Sehen übersetzt werden, weiß man nicht.

Ein neuer Gegenstand wird auf Grund der im Gedächtnis aufbewahrten früheren Bildeindrücke erkannt. Mit Hilfe der Vorstellungskraft wird das neue Bild enträtselt oder aus früheren optischen Eindrücken zusammengesetzt. Erst so arbeiten Auge und Gehirn in vollkommener Weise zusammen, ist der Vorgang des richtigen Sehens vollendet.

Überanstrengung des Auges und allgemeine Ermüdung

Es wird behauptet, daß überanstrengte Augen die Leistungsfähigkeit des Körpers um neunzig Prozent herabsetzen können. Bei einem derartig erschöpften Zustand stellt sich ein ständiges Müdigkeitsgefühl ein und man ist schon erschöpft, bevor der Tag richtig begonnen hat. Wenn jedoch Gehirn und Auge entspannt sind, stellt sich die normale Nervenkraft wieder ein, und Kraft und Leistungsfähigkeit steigern sich erheblich.

Jeder von uns weiß, daß uns eine ganz gewöhnliche Tagesarbeit nervös, abgehetzt und erschöpft machen kann, nur weil wir den Tag schon in angespanntem Zustand begonnen haben. An einem Tag aber, an dem wir entspannt sind, fallen uns die acht Arbeitsstunden, die vielen Schwierigkeiten und Unannehmlichkeiten des Alltags gar nicht schwer, nur weil wir unsere Arbeit, ohne uns zu verkrampfen, also entspannt, verrichten.

Sehnerv und Magennerven stehen in engster Beziehung, so daß sie einander stark beeinflussen können. Ein akutes Magenleiden kann sich auf Augen und Sehkraft auswirken. Umgekehrt können überanstrengte Augen eine Magenverstimmung oder Übelkeit hervorrufen. Kinder, denen beim Fahren schlecht wird, Buchhalter und technische Zeichner, die während der Arbeit an Brechreiz leiden, finden Erleichterung, sobald sie gelernt haben, die Augen ohne Anstrengung zu gebrauchen.

Die Augen zu entspannen, ohne gleichzeitig das gesamte Nervensystem zu entspannen, ist ein Ding der Unmöglichkeit. Die vollkommene Entspannung bessert den Zustand aller Organe und Körperteile, da sie die Blutgefäße erweitert und damit eine bessere Durchblutung bewirkt.

Und umgekehrt werden die Augen von dem Allgemeinbefinden des Körpers beeinflußt. Die Netzhaut eines blutarmen Menschen, dem es an genügend rotem Blutfarbstoff mangelt, ist ebenfalls blutarm, seine Augen sind schwach und ermüden leicht. Dasselbe gilt für den Muskeltonus, die Spannung der Muskeln. Bei einem Menschen mit schlaffen Muskeln ist auch der Tonus der Augenmuskulatur schlecht. Dies äußert sich in fehlender Ausdauer und Kraft beim Fixieren der Gegenstände. Erholen sich Blutbild und Muskeltonus, so hat das meist zugleich eine Erholung des Sehvermögens zur Folge.

Seelische Aufregungen greifen die Augen viel stärker an als körperliche Schwächen. Auch der Körper leidet unter seelischen Erregungen, da jeder seelische Druck eine allgemeine Verkrampfung hervorruft.

Das Auge ist gegen äußerliche Einflüsse gut geschützt und hat eine erstaunliche Fähigkeit, sich von äußerlichen Verletzungen zu erholen; aber gegenüber innerlichen Belastungen durch geistige oder seelische Störungen ist es sehr empfindlich und verletzlich. Es ist keine Seltenheit, daß Augen, die Stich- und Schnittwunden, Verbrennungen oder Kratzer erlitten haben, von selbst wieder heilen. Wir wissen aber andererseits auch von Augen, wo Leid und ein seelischer Schock oder Druck Netzhautablösungen und schwere Blutungen, die bis zur völligen Erblindung führen konnten, verursacht haben. Auch für solche Fälle besteht eine Hoffnung auf Besserung, wenn die Aufregung überwunden und eine seelische Entspannung herbeigeführt werden kann.

ALLGEMEINE KÖRPERLICHE ENTSPANNUNG

Menschen mit mangelhaftem Sehvermögen leiden unter einer Verkrampfung aller Nerven und Muskeln des Körpers. Durch richtiges Üben der Körperschwünge lassen sowohl Müdigkeit wie Schmerzen, Schwindel und andere Symptome nach, da Körperschwünge auf verkrampftes Sehen lösend wirken.

Dr. med. William H. Bates

Nach Dr. S. Weir Mitchell gibt es nur eine Krankheit: die Stauung, und nur eine Heilung: normalen Blutkreislauf. Wir aber behaupten, daß die Ursache aller körperlichen Störungen die Verkrampfung ist und daß Stauungen eine Folge davon sind. Heilung bringt also die Entspannung und der durch sie ungehemmte Blutkreislauf.

Sachverständige stimmen darin überein, daß jede Körperfunktion durch Entspannung begünstigt wird, weil sie der natürliche Zustand für einen normalen Körper ist.

Es gibt zwei Arten von Entspannung. Eine davon wird herbeigeführt, wenn man sich vollkommen gehenläßt und schlapp wird wie ein Tuch, an nichts denkt und nichts tut. Die andere, das Geheimnis jeder Fertigkeit, ist die Fähigkeit, diese Entspannung des Geistes, der Nerven und Muskeln auch während der Arbeit beizubehalten. Aldous Huxley bezeichnete beide Arten von Entspannung vortrefflich in seinem Buch „Die Kunst des Sehens". Die erste Art nennt er passive, die andere dynamische Entspannung.

Mancher vermag sich aufs Bett zu werfen und im Augenblick so entspannt zu sein wie ein schlafendes Kind; sobald ihn aber die Pflicht ruft und er seine Arbeit leisten soll, werden jeder Nerv und jeder Muskel seines Körpers, auch die der Augen, so stark angespannt, daß sie den Dienst fast versagen. Die Fertigkeit, den gleichen Grad der Entspannung, den man im Ruhen erreicht, auch während der Tätigkeit beizubehalten, ist das eigentliche Gebiet der Bates-Methode – die Überbrückung der Kluft zwischen passiver und dynamischer Entspannung.

Aufnahmen von Athleten, mit der Zeitlupe gemacht, zeigen diesen Übergang deutlich. Eine glänzende Veranschaulichung bietet eine Zeitaufnahme des verstorbenen Nurmi, des schnellsten Läufers, der je den Fuß auf die Aschenbahn gesetzt hat. Seine Bewegungen scheinen zu fließen, in langsamem Rhythmus. Sein Laufen war eher ein Schweben, er berührte den Boden kaum mit den Fußspitzen – keine Verkrampfung, nichts Ruckartiges, kein Stampfen auf der Bahn. Eine solche Vollkommenheit des Zusammenspiels von Geist und Körper war nur durch die Vollkommenheit der entspannten Tätigkeit – der dynamischen Entspannung – möglich. Diese Entspannung läßt sich allerdings nicht erzwingen. Gerade von Zwang und Verbissenheit muß man sich frei machen und statt dessen mit Hilfe der notwendigen Einfühlung und einer guten Technik Geist und Körper von der Entspannung durchdringen lassen. Nur dann stellen sich richtiges Zusammenspiel und normaler Ablauf ein.

Huxley schreibt in seinem Buch „The Art of Seeing“: „Die Kunst des Sehens besteht darin, die passive Entspannung der Sehorgane während der Ruhe ebenso wie ihre dynamische Entspannung, wenn sie tätig sind, herbeizuführen.“

Um diese beiden Arten der Entspannung zu erlernen, muß mit der Lockerung der Nerven und Muskeln, also mit dem rein Körperlichen, angefangen werden; später werden wir uns mit der Entspannung des Geistes befassen. Beides fällt dem nervösen Menschen schwer. Nichts bringt einen Menschen, der an überspannten Nerven leidet, mehr auf, als gesagt zu bekommen: „Nun ja, entspann dich doch, um Himmels willen, entspanne dich!“ Er täte das gewiß gern, wenn er's könnte. Niemand kennt seinen nervösen Zustand und die Notwendigkeit, sich zu beruhigen, besser als er. Aber wie soll er es anstellen?

Einem verkrampften Menschen nutzt es gar nichts, wenn er sich mit der Absicht, Entspannung zu finden, in einen Sessel setzt oder sich hinlegt. Wahrscheinlich wird ihm beides unmöglich sein. Vorteilhafter ist eine körperliche Arbeit, wobei die großen Muskeln beansprucht werden, weil Muskeltätigkeit die Nerven beruhigt. Wenn die großen Muskeln gut durchgearbeitet und müde sind, beruhigen sich die Nerven und gestatten eine Ruhepause. Diesem Prinzip folgen die Schwungübungen, ein hervorragendes Mittel zur Entspannung, eigentlich eine Rückkehr zur Natur, wo rhythmische Bewegung die Regel ist. Das Rennpferd im Stall wiegt sich hin und her, die Tiere im Zoo machen Schwungbewegungen, nicht weil sie ungeduldig sind, sondern um die Nerven zu beruhigen und Spannungen auszugleichen. Elefanten, die sich im Dschungel versammeln, wiegen sich wie im Tanz von einer Seite auf die andere und schwingen im Rhythmus die Rüssel. Unbeweglichkeit und Starrheit sind Ergebnisse der Zivilisation und der Beginn von Spannung und Nervosität. Befreien Sie darum durch rhythmische Bewegungen als erstes die großen Muskeln von ihren Spannungen. Die Schwingungen dieser großen willkürlichen Muskeln übertragen sich wohltuend auf die kleineren unwillkürlichen Muskeln, einschließlich auf die der Augen. Die Augen fangen unbewußt heftig zu vibrieren an, womit die Voraussetzung für normales Sehen geschaffen ist. Zu diesem Zweck werden die folgenden Übungen zur körperlichen wie zur geistigen Entspannung empfohlen. Bringen Sie ihnen die gleiche Bereitwilligkeit entgegen, mit der Sie einen Walzer tanzen würden.

Der Elefantenschwung

Stellen Sie die Füße parallel und weit genug auseinander, um sich im Gleichgewicht halten zu können, und verlagern Sie in rhythmischer Bewegung das Körpergewicht abwechselnd vom einen Fuß auf den andern, wie Sie es bei Elefanten im Zirkus gesehen haben. Indes Sie sich von der einen nach der andern Seite wiegen, lassen

Sie Kopf und Schultern mit den Bewegungen mitgehen; heben Sie die Arme, die von den gelockerten Schultern schlaff herabhängen, etwas und lassen Sie sie frei mitschwingen. Zählen Sie laut im Rhythmus der Bewegungen. Das ist sehr wichtig, da man beim Sprechen oder Singen den Atem nicht anhalten kann. Das Anhalten des Atems ist eine Begleiterscheinung der Verkrampfung. Tiefes, rhythmisches Atmen ist Voraussetzung für Entspannung und gutes Sehen. Betrachten Sie das Schwingen nicht als Übung, sondern als angenehme Hingabe an den Rhythmus, so wie beim Walzer. Die Entspannung wird gefördert, wenn Sie beim Schwingen eine Walzerplatte spielen lassen oder ein Lied summen.

Vergewissern Sie sich, daß Nacken-, Brust- und Schultermuskeln locker sind und ihre Stellung bequem ist. Schwingen Sie sachte den ganzen Körper nach der einen und der andern Seite. Bis zum sechzigsten Schwung entwickelt sich die gewünschte Entspannung, und von da bis zum hundertsten Schwung genießen Sie erst das Gefühl der vollkommenen Befreiung der Nerven und Muskeln: jeder Wirbel des Rückgrats ist gelockert und alle inneren Organe sind entspannt. Und das beste dabei ist, daß die Augen, ohne daß es ihrem Besitzer bewußt wird, die vielen unwillkürlichen vibrierenden Bewegungen mitmachen, die zum besseren Sehen beitragen. Kümmern Sie sich aber nicht um die Augen; diese unwillkürlichen Bewegungen können Sie doch nicht wahrnehmen. Festzustellen sind sie nur an dem Eindruck, das Zimmer ziehe in entgegengesetzter Richtung an den Augen vorüber, als wäre es ein Eisenbahnzug, der hin- und herfährt. Sie wiegen sich hierhin, dahin – kommt es Ihnen nicht vor, als gleite das Zimmer an Ihnen vorüber? W a r n u n g : Betreiben Sie diese Schwünge nicht als Gymnastik. Eine Schülerin erklärte mir: „Ich bin begeistert vom Elefantenschwung! Meine Taille ist viel schlanker geworden und das Doppelkinn verschwindet." Sie warf den Körper gewaltsam rechtsherum und linksherum und drehte dabei den Kopf, soweit sie nur konnte. Alle Vorteile des Schwungs gingen dabei verloren: die Lockerung der unwillkürlichen Muskeln, die leichte Massage der Rückenwirbel, die wohltuende Erleichterung für die Herz-, Lun-

gen- und Darmtätigkeit, die Erweiterung der Blutgefäße zugunsten eines besseren Blutkreislaufs.
Überkommt Sie beim Schwingen ein leichter Schwindel, so stimmt die Bewegung der Augen mit der des Körpers nicht überein. Achten Sie darauf, sich ganz von den schwingenden Bewegungen tragen zu lassen. Sobald Geist und Augen sich daran gewöhnt haben, die Umwelt an sich vorüberziehen zu lassen, ohne irgendwelche Gegenstände zu fixieren oder an ihnen mit dem Blick hängenzubleiben, werden Übelkeit beim Fahren – im Zug oder im Fahrstuhl – und sogar Seekrankheit der Vergangenheit angehören. Machen Sie morgens beim Aufstehen hundert Körperschwünge; Sie werden Ihren Körper von den Spannungen befreien, die während des Schlafens entstanden sind, denn viele Menschen verkrampfen sich auch im Schlaf. Vor dem Zubettgehen machen Sie wieder hundert Schwünge, und Ihre Nerven und Muskeln werden auch im Schlaf entspannt bleiben.

Der Seemannsschwung

Stellen Sie die Füße dreißig Zentimeter auseinander, falten Sie die Hände lose vor Ihrem Gesicht, so daß Sie gerade noch darüber hinwegsehen können, und heben Sie die Ellbogen auf Schulterhöhe. Verlagern Sie nun Ihr ganzes Körpergewicht auf den rechten Fuß und drehen Sie Ihre Nase, soweit Sie können, zum rechten Ellbogen hinüber, ohne dabei die Arme zu senken. Dann drehen Sie die Nase nach links, indem Sie mit dem Blick die Arme entlanggleiten und zugleich das Körpergewicht auf den linken Fuß verlagern. Drehen Sie das Gesicht rhythmisch von Ellbogen zu Ellbogen, während Sie Ihr Gewicht von einem Fuß auf den andern verlagern. Bald werden Sie den Eindruck haben, Zimmer und Arme zögen an Ihrer Nase vorüber. Wieder werden die Augen unbewußt zum Entspannen verführt, aus ihrer Starre gelöst und vibrieren mit etwa siebzig Bewegungen in der Sekunde.

Die Sonnenbestrahlung

Es ist das Licht süß, und den Augen lieblich, die Sonne zu sehen. Ekklesiastikus 11, 7

Ein Forscher, aus dem dunkelsten Afrika zurückgekehrt, brachte einen Film mit, der die Gesundheitszustände und die Gewohnheiten der Eingeborenenstämme schilderte, die er besucht hatte. Die Flußbewohner, so berichtete er, fischen mit der Hand in den Stromschnellen, völlig ungeschützt gegen die unerbittliche afrikanische Sonne und den blendenden Widerschein des Wassers. Ihre herrlichen Gestalten, die wir im Film sahen, sind kerngesund. Mit raschem Blick und flinken Bewegungen fangen sie mit der bloßen Hand, ohne jedes Angelgerät, ihre Beute. Die Pygmäen dagegen, die im Urwald zwischen Wurzeln, Moder und Schlingpflanzen leben, wo nie die Sonne hinscheint, sind kränklich, rachitisch und schwachsichtig. Der Sonnenschein tut dem menschlichen Körper und den Augen not; er ist eine Gabe Gottes für alle Lebewesen. Wenn Sonnenschein und helles Licht Sie stören, kann das auf die irrige Auffassung zurückzuführen sein, die Augen müßten gegen starkes Licht geschützt werden. Glücklicherweise kommt man von dieser Idee immer mehr ab. Oder haben Sie Ihre Augen etwa zu Treibhauspflanzen gemacht und ihre Fähigkeit geschwächt, das zum Sehen notwendige Licht zu vertragen und zu verwerten?

Augen sind Lichtempfänger. Die Netzhaut muß durch Licht angeregt werden, um Schatten wahrnehmen zu können. Ist man angespannt, wird das eindringende Licht von den Augen übertrieben stark und wie ein Schock empfunden. Alle Teile des Auges verkrampfen sich dabei und unterbinden den normalen Kreislauf. Die Folge sind Schmerzen und Unbehagen. Sie können aber Ihre Augen allmählich daran gewöhnen, das Sonnenlicht ohne Unbehagen zu vertragen. Diese Fähigkeit der Augen ist äußerst wichtig; denn Sonnenschein, das beste Licht, ist für die Gesundheit der Augen und für normale Funktion unentbehrlich. Gutes Sehen braucht Licht, nicht Dunkelheit.

Die Sonne tut Wunder an den Augen. Sie löst verkrampfte Muskeln. Jeder, der Sonnenbäder nimmt, weiß, wie sich Muskeln, Nerven und Sehnen durch die Wärme der Sonne wenigstens zum Teil entspannen. Genauso verhält es sich bei der Augenmuskulatur. Sonnenlicht regt den Sehnerv an und hilft der Netzhaut, den Sehpurpur rasch zu erneuern. Augen, die Sonnenlicht entbehren, sehen schlecht, der Sehnerv ist mangelhaft durchblutet und ungenügend angeregt, und der Sehpurpur in der Netzhaut wird nur langsam ersetzt.

Bei seelischen Spannungen wirkt Sonnenschein beruhigend. Ihre Sorgen werden Sie weniger bedrücken, eine Lösung wird leichter gefunden werden, wenn Sie in frischem Tempo einen Spaziergang in der Sonne machen.

Das Sonnenlicht reguliert die Tätigkeit der Tränendrüsen, so daß sie die richtige Menge an Tränenflüssigkeit zur Befeuchtung und Desinfektion der Augen absondern. Die Tränenkanälchen, die die Feuchtigkeit aus den Augen durch die Nase ableiten, bleiben, wenn sie von der Sonne genügend bestrahlt sind, offen und durchgängig. Augen, die von der Sonne gut bestrahlt sind, leiden nicht an Juckreiz und Entzündung der Augenlider. Über das Gefühl, sie hätten Sand in den Augen, klagen meist Menschen, deren Augen übermäßig beansprucht werden.

Nehmen wir an, daß Ihre Augen nicht an frische Luft und helles Licht gewöhnt sind und insbesondere die Sonne nicht vertragen. Gewöhnen Sie sie daran! Aber nur allmählich: stürzen Sie nicht gleich in den Sonnenschein hinaus und versuchen Sie nicht, in den Himmel zu starren. Sie sollten überhaupt nie starren, am allerwenigsten in die Sonne. Mildern Sie statt dessen den Schock, der durch einen zu starken und plötzlichen Gegensatz verursacht wird, indem Sie die Augen nach und nach ans Licht gewöhnen. Stellen Sie sich in den sonnigen Hauseingang oder an den Rand eines Mauerschattens. Schließen Sie die Augen und wiegen Sie sich, das Gesicht der Sonne zugewandt, wie es der Elefant tut, bewegen Sie dabei den Kopf von der einen Schattenseite durch das Sonnenlicht nach dem Schatten der andern Seite. Stützen Sie sich, wenn nötig, mit der

Hand an etwas Festes, damit Sie das Gleichgewicht behalten. Es wird Ihnen vorkommen, als zöge die Sonne an Ihrem Gesicht vorüber. Atmen Sie tief, während Sie schwingen, und stellen Sie sich vor, die Sonne pendele vor Ihrem Gesicht hin und her, von einem Ohr zum andern. Bald wird das helle Licht Ihnen nicht mehr unangenehm, sondern wohltuend sein. Betreiben Sie, wenige Minuten nur, aber mehrmals am Tage, diese Gewöhnung an die Sonne, bis sie Ihnen nicht mehr unangenehm ist und das Gesicht dabei ruhig und die Augenlider entspannt bleiben. Dann erst kommt der nächste Schritt.

Schirmen Sie mit der Hand das eine Auge vollkommen ab, halten Sie die Hand aber so locker, daß sich das Auge mit dem andern zugleich bequem öffnen und schließen kann. Beginnen Sie nun mit dem Elefantenschwung und vergessen Sie nicht, tief zu atmen. Blinzeln Sie im Vorbeischwingen den Boden an. Heben Sie dann Kopf und Ellbogen und blinzeln Sie direkt in die Sonne. Sie werden erstaunt sein, weder ein Unbehagen noch einen Schock zu verspüren. Blinzeln Sie mit dem andern Auge auf die gleiche Weise. Versuchen Sie aber nicht, mit beiden Augen zugleich die Sonne anzublinzeln, obwohl auch das unschädlich wäre. Wir alle haben auf der Landstraße oder am Meer in die Sonne geblinzelt, ohne daß es schädliche Nachwirkungen gegeben hätte. Dennoch bedeutet es eine größere Anstrengung, mit beiden Augen zugleich in die Sonne zu blinzeln, und für alle unsere Entspannungsübungen gilt, daß die leichteste und bequemste Art der Durchführung auch die beste ist.

Wie lange Sie sich bei diesen Übungen der Sonne aussetzen sollen, werden Sie selbst am besten beurteilen können. Vorteilhafter ist öfteres und kurzes Bestrahlen. Je nachdem, wie sich Ihre Augen an die Helligkeit gewöhnt haben und es Ihnen angenehm ist, bleiben Sie in der Sonne. Üben Sie nicht etwa so lange, bis die Lider brennen. An einem kalten Wintertag werden Sie mehr Sonne vertragen als an einem heißen Mittag in der Wüste. Weniger in der Sonne zu sein, aber dafür öfter, ist bekömmlicher, als in der Sonne förmlich zu braten. Lassen Sie sich von den Sonnenfleckchen und

-fünkchen, die vor Ihren Augen flimmern, nicht beunruhigen; sie sind nur Nachbilder, die auf der Netzhaut zurückbleiben und sofort verschwinden, wenn die Augen für einige Minuten verdunkelt werden. Eine stumpfe Netzhaut nimmt Bilder schon nach dem ersten Sonnenbad klarer auf. Gehen Sie nach dem Sonnenbad ins Haus und decken Sie die Augen für die doppelte Zeitdauer der Bestrahlung mit den Händen zu. Bei zunehmender Kräftigung der Augen werden die Nachbilder verschwinden, ohne daß Sie die Augen erst durch Zudecken ausruhen müssen.

Bedenken Sie, daß es der Schock von dem plötzlichen Gegensatz, nicht die Helligkeit an sich ist, der den Augen anfangs nicht behagt. Sonnen Sie die geschlossenen Augen, sooft Sie vom dunklen Zimmer ins helle Licht hinausgehen und bevor Sie sich in den Wagen setzen und gegen das Licht fahren.

Wenn Sie das In-die-Sonne-Blinzeln gewissenhaft üben, werden Sie bald von heller Zimmerbeleuchtung oder entgegenkommendem Scheinwerferlicht nicht mehr geblendet werden.

Die Sonne wird Ihre Augen glänzend machen wie Edelsteine. Machen Sie sie nicht stumpf, schwächen Sie sie nicht durch das Tragen einer dunklen Brille.

Die Sonne ist Speise und Trank für die Augen.

Der Einfluß der Atmung auf das Sehen

Jeder weiß, daß zum Gesundsein tiefes Atmen notwendig ist. Manches körperliche Leiden ist erst durch richtiges Atmen geheilt worden. Wenige aber wissen, daß gutes Atmen auch für gutes Sehen unentbehrlich ist. Jeder kann sich selbst davon überzeugen, wie ihm „schwarz vor den Augen“ wird, wenn er den Atem lang genug anhält. Dennoch halten fast alle Schwachsichtigen den Atem an, wenn sie etwas sehen wollen, oder atmen bestenfalls so flach, als gehe es nur darum, dem Körper bloß ein Fünkchen Leben zu lassen. Die Arbeit am Zeichenbrett strengt den technischen Zeichner meist an und ermüdet ihn. Auf Befragen gibt er zu, vor lauter

Eifer das Atmen vergessen zu haben. Das gilt ebenso für Künstler, Buchhalter, Stenotypisten und andere, die im Sitzen arbeiten. Die Augen bedürfen des Sauerstoffes und einer guten Durchblutung; erreicht wird das durch tiefes Atmen.

Es gibt viele Atemmethoden. Wir haben festgestellt, daß das Seufzen für die Augen die wirksamste Art des Atmens ist.

Das Einatmen vollzieht sich mit mehr oder weniger Kraftaufwand – die Muskeln müssen dabei arbeiten. Wenn der Atem angehalten wird, spannen sich die Muskeln, das Gesicht läuft dabei rot oder sogar blau an. Wir alle kennen das eigensinnige Kind, das, um der Mutter oder dem Kindermädchen angst zu machen und seine Launen durchzusetzen, den Atem anhält. Beim Ausatmen ergibt sich eine vollkommene Entspannung. Beim Seufzen entspannen sich sämtliche Körperteile, alles gibt nach, und während die Luft aus den Lungen entweicht, wird der ganze Körper gereinigt. Für die Augen ist dieser Vorgang von sofortigem Vorteil. Ein Beispiel: Ein Mann, der am Erblinden war und dessen Augenlicht allmählich wiederhergestellt wurde, vermochte zunächst den jeweiligen Gegenstand nur beim Seufzen zu erkennen. Freilich mußte er, um ausatmen zu können, erst tief Atem holen.

Das Gähnen, ein Zeichen für Sauerstoffmangel, bringt den Blutkreislauf in Gang und ist sowohl anregend wie entspannend. Ein Seufzer aber bezweckt und bewirkt ausschließlich die Lockerung und Lösung der Spannungen.

Das Seufzen ist ein natürlicher Vorgang. Ein kleines Kind seufzt auf, wenn es das Köpfchen zur Seite dreht und in tiefen Schlaf fällt. Ein kleiner Hund seufzt, nachdem er sich zu einem friedlichen Schläfchen auf den Teppich gelegt hat. Kinder, die aus Angst oder Wut einen Weinkrampf bekommen, seufzen heftig, wenn die Spannung sich löst. Der Seufzer ist der Übergang zu normalem Zustand; das Kind kann wieder lächeln. Im Krankenhaus gilt der erste Seufzer nach einer Operation als Zeichen, daß die Krisis vorüber ist.

Will man einen Gegenstand klarer sehen, so wird das besser gelingen, wenn man tief ausatmet. Das Sehvermögen wird sofort schärfer und bessert sich bei schwachen Augen für einen Moment. Achten Sie darauf, tief und rhythmisch zu atmen, namentlich dann, wenn Sie die Augen besonders beanspruchen. Gutes Atmen ist für gutes Sehen unentbehrlich, da es während der Augenblicke gespannter Aufmerksamkeit und des damit verbundenen Anhaltens des Atems dem mit Kohlensäure überladenen Blut neuen Sauerstoff zuführt.

Abdecken der Augen mit der Handfläche

Die Funktion der Augen wird durch Lichtkontraste ausgelöst. Da die Augen lichtempfindliche Organe sind, empfinden sie Hell und Dunkel als stärksten Kontrast. Die offenen Augen nehmen das Licht auf und reflektieren es. Schließt man die Augen oder deckt man sie nach dem Lichteinfall zu, so saugen Netzhaut und Sehnerv das Licht auf, das sie kräftigt und die Erneuerung des Sehpurpurs beschleunigt.

Tiere wissen instinktiv, wie heilkräftig der Gegensatz zwischen Hell und Dunkel ist. Ein namhafter Tierarzt erzählte mir, er lege kranke Hunde, namentlich wenn die Augen verletzt oder krank sind, in die Sonne. Die Tiere bleiben da gern eine Weile liegen, ziehen sich dann an einen für sie zurechtgemachten dunklen Platz zurück und schließen die Augen. Später gehen sie wieder in die Sonne, und so wechseln sie zwischen Licht und Dunkel ab. Der Tierarzt behauptet, viel befriedigendere Heilungen bei seinen Tieren erzielt zu haben, seit er diese Behandlung anwendet. Das Zudecken mit dem Handteller ist die beste Art, dem menschlichen Auge durch Dunkelheit Erholung zu verschaffen. Jedes Auge, auch das normalste, braucht Ruhe. Naturvölker ruhen die Augen aus, indem sie öfters ein kurzes Schläfchen machen. Bei dem Tempo des heutigen Lebens und Verkehrs, mit dem der Tag ausgefüllt ist, bleibt meist wenig Zeit für solches Entspannen. Auf die Augen nehmen wir nicht einmal soviel Rücksicht wie auf die Füße. Wenn die Füße müde sind und schmerzen, suchen wir schnell eine Möglichkeit, uns zu setzen und sie auszuruhen. Sind aber die Augen müde, so gehen wir ins Kino, lesen oder spielen Karten.

Der Handteller eignet sich am besten, um die Augen auch gegen den kleinsten Lichtstrahl abzuschirmen. Nebenbei bemerkt, ist der Handteller des Menschen so gebaut, daß er sich der Augenhöhle genau anpaßt. Man legt vier Finger der einen Hand leicht auf die vier Finger der anderen, und zwar so, daß sie oberhalb des Nasenrückens an der Stelle, wo vorher die Brille saß, einen Winkel bilden. Zwischen dem gewölbten Handteller und der Augenhöhle entsteht ein kleiner Hohlraum. Der schräg an die Nasenwand gelegte Außenrand der Hand läßt dem Auge genug Spielraum, um bequem blinzeln zu können, ohne daß ein Druck auf den Augapfel ausgeübt wird. Obgleich das Auge die Nähe der Hand spürt, wird es von ihr nicht berührt. Der leichte Druck auf die Augenbrauen gleicht einer zarten Massage der feinen Nerven über der Augenhöhle, was sehr wichtig ist, da jene Nerven mit dem Sehnerv eng verbunden sind. Die Wärme der Hände tut den Augen wohl, die Verdunklung beruhigt sie; die Muskeln entspannen sich. Das alles wirkt anregend auf den Blutkreislauf in den entspannten Blutgefäßen der Augen; die Augen können nun die Abbaustoffe leicht ausscheiden und Schäden ausgleichen. Gleichzeitig erholen sich durch das Ruhen die Nerven, und der Sehnerv wird angeregt. Nimmt man dann die Hände weg, so sehen die Augen wirklich besser – die Welt erscheint heller.

Beim Zudecken der Augen probieren Sie die Stellung der Hände so lange aus, bis sie bequem ist und alles Licht völlig ausgeschlossen wird. Legen Sie den linken Handteller im Winkel zur Nase auf das linke Auge und versuchen Sie die Idealstellung herauszufinden. Achten Sie darauf, daß die Augenbraue ein wenig nach oben gestützt ist, damit sie nicht auf dem Oberlid lastet. Schieben Sie die Hand zwischen Augenbraue und Backenknochen so lange zurecht, bis Sie den Hohlraum zwischen Handfläche und Auge bewußt spüren. Die Hand bleibt entspannt und weich, die Finger sind locker. Bildet Ihre Hand einen genau passenden Deckel? Wenn nicht, prüfen Sie, ob die Finger steif aneinandergepreßt liegen. Die steife Hand paßt nie richtig auf das Auge. Schütteln Sie die Hand, bis die Finger locker sind. Nun decken Sie, die Augenbraue ein wenig hochgezogen, das geschlossene Auge mit dem weichen, warmen Handteller zu und lassen es ausruhen.

Dann legen Sie, ohne die linke Hand zu verschieben, die rechte Hand gleich sorgfältig und bequem auf das rechte Auge. Das ist nicht schwierig, und wenn Sie das Auge mit dem Handteller und nicht mit den geschlossenen Fingern zudecken, wird es Ihnen immer gelingen. Halten Sie die Hände so, daß die Nase nicht beengt ist, sondern frei atmen kann.

Die Ellbogen in der Luft schweben zu lassen, während Sie die Augen zudecken, würde ermüden und die Entspannung beeinträchtigen. Beugen Sie sich also ein wenig nach vorn und stützen Sie die Ellbogen bequem auf die Knie oder auf einen Tisch. Aber achten Sie darauf, daß der Nacken in einer Linie mit dem Rücken bleibt, denn der Kopf darf weder nach vorn noch nach hinten gebogen werden. Lassen Sie nun die geschlossenen Augen hinter den weichen, warmen Handtellern ausruhen.

Sehr wohltuend ist auch, die Augen beim Liegen mit den Händen zuzudecken. In dieser Lage schiebt man als Stütze einige Kissen unter die Ellbogen.

Da es der Zweck dieser Übung ist, die Augen ausruhen zu lassen, sollen sie geschlossen bleiben. Auch das Gehirn soll sich dabei erholen. Dies alles durchzuführen ist selbst an Tagen größter Beschäftigung möglich, denn einige Minuten genügen dafür. Geben Sie sich dabei irgendeiner schönen Erinnerung, einer angenehmen Vorstellung hin oder betreiben Sie geistige Übungen, wie sie im Kapitel „Allgemeine geistige Entspannung“ beschrieben sind. Bedenken Sie: dazusitzen und Sorgen zu wälzen oder zu trauern, während Sie die Augen zudecken, würde die heilsame Wirkung dieses Verfahrens zunichte machen. Augen und Gehirn arbeiten eng zusammen. Verkrampft sich das eine Organ, so überträgt sich die Verkrampfung auch auf das andere, und mit der Entspannung verhält es sich ebenso. Beruhigen Sie die Augen mit den weichen, warmen Händen und lassen Sie sie sich in Dunkelheit und Frieden erholen.

Die Wirkung des Zudeckens der Augen kann erhöht werden, indem man vorher die Körperschwünge macht. Der Körper gibt sich dann einer kleinen Ruhepause von zehn oder zwanzig Minuten bereitwilliger hin. Wenn man wenig Zeit hat, werden auch zwei oder drei Minuten Ruhe die Augen erfrischen. Wiederholte, kurze Ruhepausen beugen der Erschöpfung vor. Sehr kranken Augen wird eine Ruhepause von einer Stunde, während der man Radio hört oder mit Freunden plaudert, außerordentlich bekömmlich sein. Beginnen Sie den Tag damit, noch im Bett fünf oder zehn Minuten lang die Augen zuzudecken; beenden Sie ihn auf die gleiche Weise. Schulkinder und Studenten können beim Lernen Pausen einlegen, die Augen mit den Handtellern zudecken und während des Ausruhens das jeweilige Pensum im Geist wiederholen. Soll ein Text auswendig gelernt werden, so liest man ihn durch, deckt die geschlossenen Augen zu und sagt ihn auf, öffnet die Augen, um zu vergleichen, und so fort.

Decken Sie, wenn Sie müde sind, wenn Kopfschmerzen drohen, wenn die Augen weh tun, diese mit den Händen zu. In gleichem Maß, wie überanstrengte Augen an der Lebenskraft zehren und die Nerven entkräften, wirkt die Entspannung der Augen wohltuend auf den ganzen Körper; die geschwächten Nerven und müden Muskeln werden dadurch erfrischt und erholen sich.

ALLGEMEINE GEISTIGE ENTSPANNUNG

Empfinden ist nicht das gleiche wie Wahrnehmen. Mit den Augen, dem Nervensystem empfinden wir; die Wahrnehmung vollzieht sich durch den Geist. Die Fähigkeit eines Menschen, wahrzunehmen, entspricht der Menge aller seiner Erlebnisse, in anderen Worten: seinem Gedächtnis.

Aldous Huxley

Dr. Bates entdeckte, wie man inmitten eifrigen Schaffens und an einem anstrengenden Tage den ermüdeten, vielbeschäftigten Geist für einige Augenblicke entspannen kann. Dies geschieht, indem man sich an angenehme und freudige Ereignisse oder Erlebnisse oder an etwas Schönes, das man gesehen hat, erinnert. Dieses Prinzip beruht auf der Tatsache, daß man sich nicht mit zwei Dingen zugleich geistig beschäftigen kann. Es ist unmöglich, sich an Erfreuliches zu erinnern und gleichzeitig über Sorgen zu grübeln. An vergangene Freuden zu denken ist eine wohltuende Ablenkung und daher entspannend; sich mit Sorgen herumzuquälen ist eine unangenehme Beschäftigung, die zur Verkrampfung führt. Man hat es in der Hand, für einige Minuten eine erfreuliche Begebenheit im Geiste wiederzuerleben, sich an etwas Schönes, das man gesehen hat, zu erinnern, sich einer erquickenden Vorstellung hinzugeben, wie durch ein Fenster in die Vergangenheit zu schauen und so die sorgenvolle Gegenwart für kurze Zeit zu vergessen.

Dr. Bates schreibt: „Sich genau irgend etwas vorzustellen, fördert die geistige Entspannung, und diese bewirkt wiederum eine Entspannung der Augen; beides zusammen aber ergibt besseres Sehen." Kurz gesagt: die Vorstellung bewirkt das Sehen.

Beim Sehvorgang werden von einem Gegenstand Lichtstrahlen auf die Nervenenden der Netzhaut geworfen und versetzen sie in Erregung, die der Sehnerv an die Gehirnzellen weiterleitet. Wenn jemand im Geist ein Bild heraufbeschwört, sich also einen Gegenstand vorstellt, spielt sich der Vorgang umgekehrt ab: die Erregung verläuft in entgegengesetzter Richtung. Psychologen erklären, daß das Auge, um eine Statue zu sehen, über jeden einzelnen Teil hinwegwandern muß. Soll die Erinnerung an die Statue wachgerufen werden, so muß das Auge in der Vorstellung wiederum über alle Teile der Statue hinwegwandern; nicht als wollte es sie Punkt für Punkt photographieren, sondern indem es einfach alle Bewegungen und Empfindungen wiedererlebt, die uns ursprünglich die Statue in ihrem ganzen Umfang sehen ließen. In Erinnerung an diese Bewegungen und Empfindungen beginnen die Netzhautnerven auch dann, wenn die Augen geschlossen sind, zu vibrieren, als würden sie wirklich sehen. Dadurch sind die Augen für das Sehen vorbereitet, wenn die Lider wieder geöffnet werden. Es besteht die Gefahr, daß beim Sich-Vorstellen eines unbeweglichen Gegenstandes, wie etwa einer Statue, das geistige Auge versäumt, über alle Teile hinwegzuwandern und statt dessen in abwesendes Starren verfällt. Man kann auch mit geschlossenen Augen starren und sich dabei unbewußt anstrengen und ermüden. Gehirn und Auge sind nicht so beschaffen, daß sie mehr als eine Sache auf einmal denken oder sehen können. Sie müssen jeden Teil eines Gegenstandes in rascher Folge oder eine Vielzahl von Gegenständen der Reihe nach wahrnehmen. Es empfiehlt sich, um unbewußtes geistiges Starren zu verhindern, sich Menschen oder Dinge in Bewegung vorzustellen. Dadurch wird ein rasches Vibrieren der Gedanken und Augennerven ausgelöst.

Schlechtes Sehen strengt das Gehirn an, weil es ihm schwerfällt, ein undeutliches Bild zu erkennen. Umgekehrt strengen eine unklare Erinnerung oder ein verwischtes Vorstellungsbild das Auge an, weil es durch die geistige Unsicherheit selbst unsicher wird. Mit klarem Geist und genauen Vorstellungsbildern kann man die

Sehkraft schwacher Augen verbessern. Stellt sich der Geist etwas Bestimmtes vor, folgen ihm die Augen; beide arbeiten sozusagen Hand in Hand. Darum liegt unsere Aufgabe nicht bei den Augen, sondern beim Sehvorgang und dem Geist, der dahintersteht. Denn das Sehen ist eine Leistung des Geistes.

Mancher behauptet, er könne sich nichts vorstellen und sehe im Augenblick, da er die Augen schließe, überhaupt nichts mehr vor sich. Das ist ein Mißverständnis des Begriffes „Vorstellung". Natürlich kann man, wenn die Augen geschlossen sind, mit dem körperlichen Auge nichts sehen. Aber man kann sich an etwas erinnern, was man gesehen hat: die geistigen Bilder – vielleicht wäre es besser zu sagen: die „Erinnerungsbilder" – schaffen die richtige Vorstellung.

Richtige und unrichtige Vorstellungen

Ich bat einmal ein kleines Mädchen, sich, während es die Augen mit der Hand zudeckte, an ein lustiges Picknick zu erinnern, an dem es teilgenommen hatte. Die Mutter ermunterte es: „Ja, Alice, du gibst ja am Samstag selbst ein Picknick. Überlege dir, wie du alles machen willst." Hier mußte ich erklären, daß es keine Anstrengung bedeutet, sondern ein Vergnügen ist, sich an Vergangenes zu erinnern, und daß man sich dabei entspannt; daß aber Pläne zu machen für etwas, was noch nicht stattgefunden hat, eine Arbeit ist und anstrengt.

Vorstellungsbilder, Gedächtnis und Phantasie können auch unter schwierigsten Umständen dem Entspannen dienstbar gemacht werden. Eine Frau, schwer von dem Ableben ihres Mannes getroffen, war untröstlich. Freunde vermochten nicht, sie zu beruhigen. Sie konnte weder essen noch schlafen. Ich besuchte sie, um zu sehen, ob ich helfen könnte. Ich ließ sie sich neben mich setzen, nahm ihre Hand und fragte, ob sie sich an die Reise entsinnen könne, die sie vor Jahren mit ihrem Mann gemacht habe. Da ich einige

Einzelheiten kannte, konnte ich ihr helfen, die Erinnerung an dieses frohe Ereignis wachzurufen. Sie gab sich schließlich der Erinnerung hin, und es dauerte nicht lange, da legte sie den Kopf zurück, das geschwollene Gesicht entspannte sich, und bald danach sah ich, als sie mir keine Antwort gab, daß sie friedlich schlief. Ein anderes, drastisches Beispiel einer durch Vorstellungsbilder erzielten Entspannung bot ein junger Mann, der plötzlich auf einem Auge erblindet war. Die Ärzte hatten gesagt, er leide an einer Netzhautablösung, eine Operation sei unumgänglich, der Erfolg jedoch fraglich. Der junge Mann war außer sich vor Angst und Sorge um das andere Auge, das ohnehin nicht besonders gut war. Eine ganze Woche lang war er dem Zusammenbruch nahe. Seine Frau brachte ihn zu mir. Ich ließ ihn flach auf den Rücken legen, deckte mit seinen Händen die geschlossenen Augen zu und bat ihn, mir zuzuhören. Zwanzig Minuten lang beschwor ich eine Reihe lebendiger, aber beruhigender Vorstellungsbilder herauf. Allmählich löste sich seine Verkrampfung, die fest aufeinandergebissenen Zähne lockerten sich, und obgleich er nicht schlief, gingen seine Atemzüge ruhig und regelmäßig. Schließlich sagte ich: „Setzen Sie sich langsam ohne Kraftanwendung auf und seufzen Sie dabei." Im selben Augenblick deckte er das gute Auge zu und rief: „Jalousien! Ich sehe Jalousien. Oder sehe ich etwa mit dem guten Auge durch die Finger? Nein; das Augenlicht ist wieder da!" Während er die Vorstellungsbilder an seinem geistigen Auge vorbeiziehen ließ, hatten sich seine Augen entspannt, die Netzhaut war in die richtige Lage zurückgefallen und hatte sich wieder angelegt. „Spontane Wiederanlegung" würden die Ärzte es nennen. Wenn Gedächtnis und Phantasie durch Vorstellungsbilder in so schweren Fällen Heilung bringen können, um wieviel mehr werden sie bei leichteren Fällen – Überanstrengung und Brechungsfehlern – Gutes zu bewirken vermögen. Lesen Sie die folgenden Übungen. Wählen Sie eine aus, die Ihnen zusagt, setzen Sie sich bequem hin, decken Sie die geschlossenen Augen mit den Handtellern zu und probieren Sie sie aus. Lassen Sie die Augen aus dem Spiel, denken

Sie überhaupt nicht an sie. Und bedenken Sie: Vorstellungsbilder sind Erinnerungsbilder, die tief drinnen in Ihrem Gehirn aufbewahrt werden, nicht vorn in Ihrem körperlichen Auge.

Vorstellungsbilder zur Entspannung

1. Stellen Sie sich vor, Sie stehen auf dem Balkon einer kleinen Hütte, am Ufer eines kristallklaren Gebirgssees im dunklen Wald. Neben Ihnen ist ein Korb mit schweren Bällen verschiedener Größe. Nehmen Sie den größten Ball und werfen Sie ihn weit hinaus in den See. Er patscht ins stille Wasser und verschwindet, während starke Wellenkreise sich uferwärts ausdehnen. Schließlich laufen sie aus, der See ist wieder glatt, Himmel und Bäume spiegeln sich in ihm. Werfen Sie den nächstgrößten Ball und beobachten Sie die Wellenkreise, die diesmal weniger stark sind und sich nicht so weit ausdehnen. Werfen Sie einen Ball nach dem andern in den See und verfolgen Sie aufmerksam, wie sie ins Wasser fallen und Wellenkreise entstehen lassen. Der kleinste Ball, so groß wie eine Murmel, wird nur ganz kleine Wellenkreise machen, die sich schnell bewegen und bald auslaufen.

2. Ein Filmschauspieler erinnerte sich gern, wie er an einem heißen Tage unter einem Sonnenschirm neben einem Schwimmbecken saß, an einem kühlen Getränk nippte und einem Damenwettspringen zusah. Er beobachtete, wie eine Springerin nach der anderen die Leiter hinaufkletterte und sich an der Spitze des Sprungbretts zum Springen aufstellte. Er merkte sich genau ihre bunten Badeanzüge, verfolgte eifrig jeden Sprung, wie die Schwimmerinnen im Wasser verschwanden, um am andern Ende des Beckens wieder aufzutauchen.

3. Eine Frau begeistert sich an Blumenläden. Sie stellt sich alle die vielen schönen Blumen vor, die man das ganze Jahr über dort finden kann.

4. Ein Kartenspieler macht sich ein Vergnügen daraus, im Geist ein Spiel Karten der Reihe nach durchzugehen und sich die Bilder der einzelnen Karten genau vorzustellen; als leidenschaftlicher Spieler rekonstruiert er dann im Geist ein besonders interessantes Spiel.

5. Ein großer Kegler vor dem Herrn spielt in der Erinnerung nochmals ein Kegelspiel, in dem er den Gegner hoch nach Punkten schlug.

6. Ein kleines Mädchen schießt mit Pfeil und Bogen nach prächtigen bunten Luftballons, die einer nach dem anderen am Himmel dahinschweben.

7. Ein Mann, der das Meer liebt, stellt sich im Geiste das glitzernde Wasser an einem heißen Sommertag vor. Es herrscht starker Seegang, immer neue Wellen rollen heran, branden ans Ufer, und ihre weißen Schaumkronen versprühen im Wind.

Sie sind aber vielleicht gar nicht in der Stimmung, sich etwas Schönes auszudenken, hätten jedoch an einem Tag voller Hetze dennoch fünf Minuten Zeit, um sie, könnten Sie sich entspannen, zum Zudecken der Augen auszunutzen. Ein Vorschlag: Stellen Sie sich etwas ganz Alltägliches vor, zum Beispiel Buchstaben oder Zahlen.

Sie wissen ja, wie ein Lattenzaun aussieht, wenn Sie sich davorstellen und an seinen etwa dreißig Latten entlangblicken. Sie sollen sich nun einen Zaun vorstellen aus ziemlich breiten Latten, ordentlich aufgereiht in Abständen von fünf Zentimetern. Aber es ist kein gewöhnlicher Zaun aus rohem Holz. Die Latten sind gehobelt, wie Seide glatt geschmirgelt und mit weißer Lackfarbe gestrichen, so daß sie in der Sonne glänzen. Gehen Sie im Geist mit einem Pinsel und einer Büchse schwärzester Farbe an den Zaun, tauchen Sie den Pinsel in die Farbe und malen Sie sorgfältig eine „1" auf die erste weiße Latte, auf die nächste eine „2", dann eine „3" und so fort. Tunken Sie den Pinsel immer wieder in die Farbe und geben Sie acht, daß Sie die schwarzen Zahlen ganz gleichmäßig auf die weißen Latten malen. Wahrscheinlich werden, lange bevor

Sie zur „30" kommen, Geist und Augen entspannt sein, denn Sie können nicht gleichzeitig zweierlei tun: nämlich sich ärgern und ausruhen, sich sorgen und entspannen.

Mechanische Entspannungsübungen

Mit geschlossenen Augen im Geist durchzuführen

Diese mechanischen Übungen, geistige Beruhigungsmittel, bringen einen solchen Grad der Entspannung, daß sie oft sogar schmerzstillend wirken. Es wird Ihnen einfach nicht möglich sein, diese Übungen konzentriert auszuführen und gleichzeitig an Ihre Sorgen zu denken. Eine von Dr. Bates' grundlegenden Entdeckungen ist: Läßt man im Geist einen schwarzen Punkt hin- und herschwingen, so beruhigt das. Richtiges Hin- und Herbewegen der Augen beschleunigt die Durchblutung und säubert die Augen von wirklichen wie eingebildeten Unreinigkeiten, Trübungen und Flecken. Die Hin- und Herbewegung, für die nachstehend Übungen folgen, macht das Auge sehend.

Diese Übungen sollen mit geschlossenen Augen durchgeführt werden. Decken Sie, wenn möglich, die Augen mit den Händen zu; befinden Sie sich aber an einem Ort, wo dies auffallen würde, so brauchen Sie es nicht zu tun und können dennoch Nutzen aus den Übungen ziehen. Denken Sie überhaupt nicht an Ihre Augen und lassen Sie in jedem Fall die Lider geschlossen! Das Gehirn wird die Übungen mit Hilfe des Gedächtnisses ausführen und Sie drehen lediglich die Nase in die vorgestellte Richtung.

Das pendelnde „O"

1. Zeichnen Sie im Geist, bei geschlossenen Augen, ein großes schwarzes „O".

2. An die linke Seite des „O" machen Sie einen schwarzen Punkt, an die rechte Seite noch einen. Die schwarzen Punkte werden sich

zwar im allgemeinen Dunkel verlieren, aber Sie kennen ja die Stelle, wo Sie sie hingezeichnet haben, und können sie in Gedanken wiederfinden.

3. Eben das tun Sie, indem Sie aufmerksam mit der Nase erst auf den einen und dann auf den anderen Punkt zeigen, immer hin und her, bis das „O" zu pendeln scheint und Ihren Bewegungen ausweicht, wenn Sie in Gedanken von einem zum anderen Punkt wechseln.

4. Nun machen Sie einen schwarzen Punkt oben an das „O" und einen zweiten unten.

5. Diesmal richten Sie Ihre Gedanken erst auf den oberen, dann auf den unteren Punkt, bewegen Ihre Nase immer von oben nach unten und von unten nach oben. Bald scheint das „O" sich auf und ab zu bewegen. Sobald das eintritt, werden Sie eine Beruhigung spüren.

Die Waage der Gerechtigkeit

Stellen Sie sich eine Waage vor, wie sie zum Wiegen von Edelmetallen verwendet wird. Der Waagebalken ist in der Mitte oben an einer Stützstange befestigt. An beiden Enden des Balkens hängt an drei Goldketten eine kleine, goldene Waagschale.
Wandern Sie in Gedanken den Balken entlang in eine der Schalen; drücken Sie die Schale im Geist nieder, wobei die andere automatisch nach oben steigt. Gleiten Sie nun in Gedanken über den Balken zurück und hinunter in die zweite Schale, so daß diese sich senkt und die erste sich hebt. Führen Sie die Übung aufmerksam und rhythmisch durch, wobei Sie sich immer vorstellen, wie sich die eine Schale senkt und die andere hebt. Diese Übung gilt allgemein als besonders entspannend.

Die Eule auf der Mondsichel

Schließen Sie die Augen und stellen Sie sich eine himmelblaue Karte vor, etwa zehn zu fünfzehn Zentimeter groß, und in der

Mitte der Karte eine schmale silberne Mondsichel, beide Spitzen nach oben gerichtet. Mitten auf der Sichel sitzt eine kleine schwarze Eule, die sich von dem blauen Hintergrund scharf abhebt. Gleiten Sie im Geist mit der Nase von der einen Spitze der Sichel den Bogen entlang zur andern Spitze hinauf. Die kleine Sichel wird bald wie eine Wiege zu schaukeln beginnen und die Eule hin- und herschwanken.

Die Metallscheibe

1. Stellen Sie sich vor, Sie halten eine Metallscheibe von der Größe und dem Gewicht eines 5-Schilling-Stückes mit einem kleinen Loch in der Mitte in der Hand. Diese Scheibe ziehen Sie auf eine weiße, etwa dreißig Zentimeter lange Schnur auf. Zwischen Daumen und Zeigefinger der linken Hand nehmen Sie das eine Ende der Schnur, das andere zwischen Daumen und Zeigefinger der rechten Hand. Straffen Sie die Schnur, so daß sie, die Metallscheibe in der Mitte, einen geraden weißen Strich bildet. Halten Sie sie bequem vor Ihr Gesicht. Drehen Sie nun die Nase zuerst zu den Fingern der einen Hand und gleiten Sie dann in Gedanken an der Schnur entlang zur andern Hand, langsam und im Rhythmus immer hin und her. Die Metallscheibe scheint sich in entgegengesetzter Richtung ein wenig zu verschieben.

2. Lockern Sie die straffe Schnur etwas, so daß die Scheibe in der Mitte der Schnur durchhängt. Lassen Sie die Scheibe leicht wie eine Hängematte vor- und zurückschwingen – langsam, im Rhythmus, vor und zurück.

3. Nun lassen Sie die „Hängematte" immer höher schwingen, bis die Schnur sich wie ein Sprungseil dreht und die Scheibe im Kreise wandert.

4. Jetzt lassen Sie die Schnur ausschwingen; die Scheibe schaukelt wieder sacht vor und zurück.

5. Zum Schluß spannen Sie, aber nicht mit einem plötzlichen Ruck, die Schnur wieder, bis sie, die Scheibe in der Mitte, einen weißen

geraden Strich vor Ihren Augen bildet. Gleiten Sie in Gedanken langsam die Schnur entlang, von einer Hand zur andern. Wieder wird sich die Scheibe im Rhythmus ein wenig hin- und herbewegen.
Wenn Sie diese Übungen mit Interesse und Behagen gemacht haben, sind Ihre Augen beruhigt und entspannt und Sie werden besser sehen.

Der Dreiecksschwung

1. Stellen Sie sich vor, Sie haben eine weiße Karte vor sich, auf die ein schwarzes gleichseitiges Dreieck gezeichnet ist. Setzen Sie ein wenig links der Grundlinie einen schwarzen Punkt, einen andern rechts.
2. Mit einem Seufzer wandern Sie mit der Nase von dem einen Punkt über die Karte zum andern. Kümmern Sie sich nicht um das Dreieck, das entgegengesetzt Ihrem Blick zur Seite zu rutschen scheint, während Sie von Punkt zu Punkt pendeln.
3. Kehren Sie das Dreieck um, so daß die Spitze nach unten zeigt. Setzen Sie diesmal einen Punkt rechts und links der Spitze.
4. Lenken Sie im Rhythmus Ihre Aufmerksamkeit von einem Punkt zum andern. Auch hier scheint sich die Spitze Ihren Bewegungen entgegengesetzt ein wenig zu verschieben. Das Dreieck macht seine Sache ganz von selbst, es weicht Ihnen aus, damit Sie erst einen, dann den andern Punkt sehen können.

Einen Punkt anzusehen oder sich ihn vorzustellen ist beruhigend, weil man dazu keine Überlegungen anzustellen braucht.

Der wandernde Strich

1. Stellen Sie sich einen dicken, schwarzen Strich vor, von links nach rechts mitten auf einem weißen Papierbogen gezogen, an seinen Enden, in geringem Abstand, je einen schwarzen Punkt.

Mit geschlossenen Augen wandern Sie aufmerksam von einem Punkt zum andern. Der schwarze Strich scheint in entgegengesetzter Richtung hin- und herzufahren.

2. Nun denken Sie sich den Strich senkrecht, einen Punkt oben, einen zweiten unten. Lassen Sie im Geist den Blick wieder von Punkt zu Punkt gleiten. Der schwarze Strich steigt und fällt in entgegengesetzter Richtung.

3. Drehen Sie das Bild schräg und lassen Sie den schwarzen Strich, indes Sie zwischen den Punkten hin- und herschauen, gleichermaßen ausweichen.

Der wandernde Dominostein

1. Mit geschlossenen Augen stellen Sie sich einen Dominostein aus schwarzem Ebenholz vor, in der Mitte durch einen Grat geteilt. Jeder der beiden Teile hat in der Mitte einen leuchtend weißen Punkt.

2. Nun halten Sie in Ihrer Vorstellung den Dominostein in bequemer Entfernung waagerecht vor sich und zeigen mit der Nase erst auf den einen Punkt, dann auf den andern. Der Dominostein scheint sich in entgegengesetzter Richtung zu bewegen.

3. Dann stellen Sie im Geist den Dominostein senkrecht. Ein Punkt ist nun im oberen, der andere im unteren Feld.

4. Bewegen Sie im Geist den Blick vom oberen zum unteren Punkt; der Stein scheint zu steigen und zu fallen.

Einige dieser Übungen werden Ihnen gefallen und deshalb etwas nützen; andere werden Ihnen weniger zusagen. Wählen Sie zwei oder drei, die Ihnen Erleichterung bringen, aus und machen Sie sie, wenn Sie erschöpft sind. Man braucht nur wenige Augenblicke die Augen zu schließen und in Gedanken eine Übung am Schreibtisch durchzuführen, die die Müdigkeit vertreibt. Bedenken Sie: eine kurze Rast ist keine Zeitvergeudung. Sie können nachher wieder besser arbeiten.

ZENTRALISATION UND LICHT

„Die Augen sind die Fenster der Seele." Man könnte hinzufügen: „Sehen ist der Geist, der aus ihnen blickt."

Wir sehen, hören, schmecken und riechen mit dem Gehirn. Wenn Sie lernen wollen, die Gedanken aber anderswo haben, werden Sie nichts schaffen. Sitzen Sie im Konzert und grübeln Sie über Ihre Sorgen, so empfinden Sie die Musik nur als störendes Geräusch. Gehen Sie in einem Rosengarten spazieren und sind Sie mit dem Geist anderweitig beschäftigt, so werden Sie vom Duft der Blumen nichts spüren. Wenn Sie beim Essen ein spannendes Buch lesen, geht Ihnen der Geschmack der Speisen verloren. Die Sinnesorgane sind nur Hilfsorgane der Gehirnzentren; die eigentliche Wahrnehmung geschieht im Gehirn. Ist das Gehirn verkrampft, angestrengt oder im Augenblick abwesend, so können die Sinne nicht funktionieren. Umgekehrt ist eine Anstrengung der Augen ausgeschlossen, wenn nicht geistige Anstrengung, Müdigkeit oder Verkrampfung vorliegen.

Man hat nachgewiesen, daß bei hochgradiger Kurz- oder Weitsichtigkeit der Brechungsfehler behoben wird, wenn man den Blick auf einer leeren Fläche, wo es nichts zu erkennen gibt, ruhen läßt. Im selben Augenblick jedoch, da irgendwelche Zeichen auf der Fläche erscheinen, strengt sich das Gehirn an, sie zu deuten, und der Brechungsfehler tritt wieder auf. Die Angst, nicht gut sehen zu können, ist das Grundübel schlechten Sehens. Sie verursacht Anstrengung und Verkrampfung und infolge davon eine Minderung des Sehvermögens.

Ein junger Luftwaffenanwärter, der über höchste Sehschärfe verfügte, starrte bei der Aufnahmeprüfung, um nur ja die Buchstaben richtig abzulesen, so angestrengt auf die Sehtafel, daß er einen akuten Astigmatismus davontrug. Er las die meisten Buchstaben falsch, verwechselte E mit Z, F mit P, O mit C und so weiter. Er schied bei der Prüfung aus und kam zum Heer. Die Angst, nicht fehlerfrei zu sehen, hatte ein Versagen bester Sehschärfe verschuldet.

Als Gegenstück dazu bietet ein zehnjähriger Junge, der schielte, ein Beispiel dafür, wie sich die Sehschärfe unverhofft steigert, wenn der Geist von Angst befreit wird. Als der kleine Kerl zu uns kam, schielte er auf einem Auge, das bei der Sehtätigkeit fast unbeteiligt blieb und ein besonders schwaches Sehvermögen besaß. Wir machten Entspannungsübungen mit ihm, wobei sich das Sehvermögen (die Sichtweite) auf fünfzehn, dann auf dreißig und sechzig Zentimeter und schließlich auf einen Meter steigerte. Eines Tages fragte ich ihn: „Jackie, wie wär's, wenn du heute von der anderen Seite des Zimmers aus deine Sätze lesen würdest?" Er verlor völlig die Nerven und verging fast vor Angst bei dem Gedanken, er solle eine größere Entfernung riskieren. „Komm doch, Jackie", ermutigte ich ihn, „wenn du dich beim Sehen in die Ferne nicht mehr anstrengst, als wenn du in die Nähe siehst, dann wirst du genauso gut nah wie weit sehen können."

„Stimmt das wirklich?" fragte er ernst.

„Du kannst es selbst ausprobieren", sagte ich.

Der Junge stellte sich auf die andere Seite des Zimmers, schloß die Augen und fing an, von einem Fuß auf den anderen zu treten.

„Was machst du da? Tun dir die Füße weh?"

„Nein", antwortete er, „ich gehe nur in Gedanken näher heran." Als er, von kindlichem Vertrauen erfüllt, in Gedanken ganz nah herangekommen war, öffnete er die Augen und las fehlerlos die Sätze, die ich für ihn aufgestellt hatte.

Erwachsenen fällt es leider nicht so leicht, ihre Angst zu überwinden und dadurch besseres Sehen zu erlangen. Wer viele vor-

gefaßte Meinungen hat, muß sich mehr auf Umwegen der Sache nähern.
Das Sehen ist ein Impuls. Über die Impulse hat man keine Gewalt. Man sieht oder man sieht nicht, man verspürt Hunger oder nicht, braust im Zorn auf oder nicht. Man kann nicht bestimmen, daß man sehen, Hunger haben oder sich ärgern will. Man kann sich nur entschließen, die Reaktion auf einen Impuls zu unterbinden und sie zu zügeln – oder ihr nachzugeben. Bei jedem Nachgeben wird der Impuls stärker; bei jeder Abwehr, jedem Verdrängen und jeder Unterdrückung der Reaktion tritt der Impuls weniger heftig, weniger anhaltend auf. Sämtliche Nerven der Netzhaut reagieren auf Impulse. Das Sehen stellt sich ein – oder aber nicht. Die Macula, jener empfindliche Teil der Netzhaut, der am schärfsten sieht, reagiert oder reagiert nicht auf den Sehimpuls. Dieser Vorgang vollzieht sich unbewußt. Positive Reaktion geschieht im Zustand der Entspannung. Wenn Auge und Gehirn entspannt sind, dann funktionieren die Netzhautnerven.

Die Zentralisation

Dr. Bates prägte den Ausdruck „zentrales Fixieren" und erläuterte ihn folgendermaßen: „Das, worauf Sie blicken, sehen Sie auch am besten", nämlich das, worauf sich die größte Aufmerksamkeit Ihrer Gedanken und Augen richtet. Diese Zentralisation erklärt genau das Phänomen vollkommenen Sehens, das heißt, die Anregung jener Netzhautnerven, die zum schärfsten Sehen bestimmt sind. Die Fovea, der empfindlichste Teil des Sehzentrums oder der Macula (siehe Seite 22), ist „Lichtsucher" genannt worden. Sie tritt nur dann in Aktion, wenn Auge und Gehirn entspannt sind, wenn sie selbst also frei ist von geistigem Zwang. Bei jedem vom Gehirn oder von den Augenmuskeln ausgeübten Zwang ziehen sich, wie es manche empfindliche Pflanzen tun, die zapfenförmigen Nervenenden in der Fovea zusammen. Dann sieht man nur oberflächlich oder undeutlich, denn die anderen Netzhautnerven sind nicht zum scharfen Sehen bestimmt. Wenn die empfindlichen, lichtsuchenden Nerven der Fovea in Tätigkeit treten, hebt sich jeder Teil des Gegenstandes scharf hervor, während die Zäpfchen über das Bild mit so großer Geschwindigkeit hinwegvibrieren, daß der Eindruck entsteht, der Gegenstand werde mit einemmal in seiner Ganzheit gesehen.

Aus diesem Grunde ist es ein Ding der Unmöglichkeit, wenn Sie sich vornehmen, einen bestimmten Gegenstand oder einen Teil davon recht genau sehen zu wollen, weil Sie damit versuchen, Einfluß auf den Impuls zu nehmen. Wenn Sie aber Augen und Gehirn entspannen, sie vom Zwang befreien und das Sehen unbefangen stattfinden lassen – also dem Impuls nachgeben –, dann behält der Augapfel seine normale Form und die lichtsuchenden Zäpfchen werden durch das Licht, das von jedem Punkt des betrachteten Gegenstandes auf sie ausgestrahlt wird, zum Vibrieren angeregt. Auf diese Weise wird der Gegenstand als Bild klar umrissen. So sehen Sie für jenen Bruchteil einer Sekunde, dessen die Fovea bedarf, um durch das Licht eines jeden Einzelteils des Gegenstandes angeregt zu werden, diesen Teil klarer als die anderen. Da das Gehirn entspannt ist, erkennt es Größe, Form, Tiefe und Entfernung des Gegenstandes genau – Sie sehen klar und deutlich. Wollen Sie aber nur einen Teil eines Bildes klarer als den Rest sehen und richten Sie Ihre Aufmerksamkeit bewußt darauf, dann verkrampfen sich Gehirn und Augenmuskeln und verhindern das Vibrieren in der Fovea. Dadurch wird das Sehen den weniger empfindlichen Zäpfchen und Stäbchen der übrigen Netzhaut übertragen, und das Ergebnis ist mangelhaftes Sehen.

Anhaltendes, angestrengtes Starren kann sogar zu vorübergehender Blindheit führen. Wird das Starren zur Gewohnheit, so beeinträchtigt es das Sehvermögen; Nerven, Gehirn und Muskeln wehren sich dagegen. Ein Beispiel dafür: Einem jungen Mädchen, das in einem Museum jede Woche stundenlang Gemälde anschaute, kam plötzlich die Idee, sie würde vielleicht eines Tages nicht mehr ins Museum gehen können. Sie entschloß sich deshalb, ihr Lieblingsbild „auswendig zu lernen“, stellte sich vor das Bild hin und bemühte sich, es in allen seinen Einzelheiten in sich aufzunehmen. Während sie das Bild anstarrte, wurden ihre Augen immer müder, und das Bild wurde immer undeutlicher, bis es schließlich ganz verschwand. Für einen Augenblick blind und fast besinnungslos vor Angst tastete das Mädchen sich bis zu einem Stuhl. Noch heute hat sie nicht die leiseste Ahnung, was das Bild eigentlich darstellte. Die Überanstrengung der Augen zog eine Überanstrengung des Gehirns nach sich, und beide waren so stark in Mitleidenschaft gezogen, daß sowohl Sehen wie Gedächtnis völlig aussetzten. Das Sehvermögen stellte sich, sobald sich die Augen vom übertriebenen Starren erholt hatten, wieder ein, aber die Angst hatte jede Erinnerung an das Bild ausgelöscht.

Wenn dies auch ein sehr krasses Beispiel für den Schaden ist, den übertriebenes Starren dem Sehen zufügen kann, so mindern doch viele Menschen ihre Sehkraft, indem sie fortwährend starren oder vielmehr einen kurzen Moment des Starrens dem andern folgen lassen.

Fassen wir noch einmal zusammen: Die Fovea sucht das Licht, das Gehirn deutet die Bilder. Beide arbeiten nur dann zusammen, wenn sie entspannt sind.

Das Licht

Die Netzhaut wird vom Licht angeregt; Schatten verursacht ihr einen Schock. Die Fovea ist ausschließlich dazu geschaffen, das Licht aufzunehmen und es rings um den Schatten, an durchsichtigen Stellen und Rundungen, in Öffnungen, Spalten und Winkeln aufzuspüren. Je heller das Licht, um so heller scheint es an diesen Stellen durch, um so deutlicher wird der Schatten, den der betrachtete Gegenstand wirft. Darum ist gutes Licht zum Sehen notwendig. Aldous Huxley schreibt: „Bei den Insekten und Fischen, den Vögeln und Tieren und Menschen haben sich die Augen zu dem alleinigen Zweck entwickelt, auf die Lichtquellen zu reagieren. Das Licht ist das Element der Augen; fehlt es ihnen zum Teil oder ganz, so verlieren sie ihre Kraft und bekommen sogar ernste Krankheiten."

Das Gehirn, ein Deuter von Schatten, wird vom Licht beruhigt, sofern das Licht von keinem Schatten gebrochen ist, da dann jede Notwendigkeit, etwas zu deuten, wegfällt. Darum wirken Sonnenbäder beruhigend und entspannend auf ein angestrengtes Gehirn. Das Gehirn ist ganz auf Schatten eingestellt, um ihn zu erkennen. Je stärker das Licht, um so schärfer ist der Gegensatz zwischen Licht und Schatten, der beim Einfall auf die Netzhaut deren lichtempfindliche Elemente anregt und die Tätigkeit des Schattendeuters beschleunigt. Also ist gutes Licht für gutes Sehen wesentlich. Soviel weiß jeder: an einem klaren Tag sehen wir gut, in der Nacht schlecht.

Ein Wohnhaus hat Gardinen und Vorhänge, ist oft auch von Bäumen und Strauchwerk beschattet. Büros, Banken oder Bibliotheken, wo man eigentlich gerade gut sehen sollte, sind im allgemeinen wegen ihrer dämmerigen Beleuchtung berüchtigt. Oft haben Anwälte mir geklagt, ihr Augenleiden sei auf die schlechte Beleuchtung in den Universitäts-Bibliotheken zurückzuführen, wo sie als Studenten ihre Fachbücher durchstudierten. Viele Kinder machen ihre Hausaufgaben bei schwacher Deckenbeleuchtung, ohne je darauf zu achten, daß das Licht auch auf das Buch fällt. Und wie viele Menschen lesen im Wohnzimmer beim Licht einer Stehlampe, die das Licht nach der Decke und nicht auf den grauen Druck der Zeitung strahlt, wo das Auge es braucht. Schwaches Licht verlangsamt das Vibrieren eines normalen Auges und läßt es folglich rascher müde werden. Der dauernde Gebrauch guter Augen unter solchen Umständen führt zur Anstrengung des Gehirns wie der Augen.

Die Indianer machten ihre Handarbeiten – Federschmuck, Pfeilspitzen, Topfmalerei und Perlenarbeiten – am Tage bei Sonnenlicht. Nach Sonnenuntergang saßen die Männer ums Lagerfeuer und rauchten, während die Squaws Leder kauten; nie aber versuchten sie, ohne gutes Licht feine Arbeiten auszuführen.

In unserer zivilisierten Welt müssen wir oft in der Nacht oder in Räumen, wo nie die Sonne hinscheint, höchsten Anspruch an unsere Augen stellen. Zum Glück hat uns die Wissenschaft elektrisches Licht zum Ersatz gegeben, doch die meisten bedienen sich solcher Glühbirnen, deren Wattstärke nicht entfernt dem Licht eines trüben Tages entspricht, geschweige denn dem Sonnenlicht.

Dr. Matthew Luckiesh, Direktor der Lichtforschungs-Abteilung der General Electric Company in Cleveland, schreibt in seinem vorzüglichen Buch „Light, Vision and Seeing“: „. . . Menschenaugen und der Mensch selbst, oft genug als Sehmaschine beschäftigt, sind Schöpfungen der Natur und daher den Lichtstärkestufen der Natur angepaßt . . . Die eigentliche Obliegenheit, das eigentliche Ziel künstlichen Lichtes ist, mit dem Tageslicht, nicht mit der Finsternis zu wetteifern.“ An anderer Stelle schreibt Dr. Luckiesh: „Ihre Augen sehen am besten bei Sonnenlicht.“ Und weiter: „Die Natur bietet uns zur Verrichtung der Arbeit und zum Genuß der Mußestunden eine Lichtstärke von fünf-, zehn- und hunderttausend Lux.“ In einer modern eingerichteten Fabrik stellte Dr. Luckiesh an einem sonnigen Tag fest, daß die stärkste Beleuchtung in der Nähe großer Fenster nur 1000 Lux betrug, drei Meter von den Fenstern entfernt 200 Lux und an der Wand gegenüber nur 10 oder 20 Lux. Man stelle sich vor, wie das Licht an einem trüben Tag dort ist und daß dabei achtstündige Präzisionsarbeit geleistet werden muß. Kein Wunder, wenn die Augen der Berufstätigen überanstrengt sind!

In einer Untersuchung, angestellt mit einem Photometer, wurden die Helligkeitswerte verschiedenen Lichtes auf einer Druckseite zusammengestellt. Zur Mittagszeit an einem klaren Tage wurde Sonnenlicht von einer weißen, bedruckten Karte mit einer Stärke von 13 000 Lux zurückgeworfen; im Schatten außerhalb des Hauses betrug die Zurückstrahlung nur noch 1300 Lux. Innerhalb des Hauses wurde das Licht eines 150-Watt-Reflektors mit der gleichen Stärke zurückgeworfen wie das Tageslicht draußen im Schatten, mit 1300 Lux. Aber die Helligkeit einer gewöhnlichen 60-Watt-Birne – das ist mehr, als manche Menschen für ihre Augenarbeit aufwenden – betrug in gleicher Entfernung lediglich 20 Lux. Eine indirekte Deckenbeleuchtung, ausgestattet mit einer 300-Watt-Birne, gab trotz dieses Aufwandes ein Licht von nur 15 Lux. Neonlicht beleuchtete die Karte mit einer Helligkeit von 12 bis 20 Lux.

Da nur wenigen Kindern in der Schule oder später beim Studium eine Beleuchtung geboten wird, die dem Tageslicht wenigstens annähernd entspricht, überrascht es nicht, daß so vielen Studenten Augengläser verschrieben werden müssen. Eine ausreichende Beleuchtung würde die Augen erheblich weniger anstrengen und die Verschlechterung des Sehvermögens verhindern. Die Schuld wird meist auf das zu viele Lesen geschoben.

Gutes Licht ist auch deshalb beim Lesen und Studieren erforderlich, weil man dabei schärfer denken muß. Die geistige Anstrengung, die das Lesen bei schlechter Beleuchtung nach sich zieht, verringert die geistige Aufnahmefähigkeit; denn das Gehirn kann nur dann neues Wissen aufnehmen, wenn es entspannt ist.

Die Augentätigkeit wird durch Gegensätze angeregt: bei gedruckter Schrift durch den Gegensatz zwischen Hell und Dunkel, geraden und gebogenen, hohen und kurzen Buchstaben. Ist die Beleuchtung zu schwach, um die Buchstaben in scharfem Gegensatz von dem weißen Grund abzuheben, der bei schwachem Licht nicht weiß, sondern grau erscheint, so muß sich das Gehirn anstrengen, um das Gedruckte zu erkennen. Strahlt die Sonne auf das gedruckte Blatt, so ist der weiße Grund sehr weiß und der Druck sehr schwarz. Schlechtes künstliches Licht verringert diesen Gegensatz bis auf ein Minimum.

Schlimmer noch ist es, wenn das Licht so beschaffen ist, daß es den Schatten auflöst, was bei fluoreszierendem Licht der Fall zu sein scheint, denn auch da ist der scharfe Gegensatz zwischen schwarzem Druck und weißem Blatt aufgehoben. Wie es den Schatten blasser macht, scheint das fluoreszierende Licht auch die Farbe der Druckschrift derart aufzuhellen, daß es dem Gehirn große Schwierigkeiten bereitet, sie zu erkennen. Auch dies ist häufig die Ursache von Überanstrengung der Augen und Ermüdung des Gehirns.

Einer meiner Schüler, der über ausgezeichnete Sehkraft verfügte, war während des Krieges als technischer Zeichner in einem verdunkelten Abwehrbetrieb beschäftigt, wo er den ganzen Tag bei schattenlosem Licht arbeiten mußte. „Meine Augen fallen mir beim Zeichnen einfach zu", erklärte er. „Wenn ich abends mit dem Wagen nach Hause fahre, nicke ich am Steuer ein; ich muß halten und einige Minuten schlafen." Der Junge führte ein geregeltes Leben, schlief nachts gut und lange und war am Morgen ausgeruht; er arbeitete gern. Doch sobald er sich über den Zeichentisch beugte, überfiel ihn wieder die Müdigkeit. Es stellte sich heraus, daß er bei einem Licht arbeitete, das alle Gegensätze aufhob, weil es den Schatten zum Verschwinden brachte. Auf meinen Rat hin kaufte er eine starke, helle Tischlampe, war seiner Beschwerden sofort ledig und konnte sich des Gebrauches seiner guten Augen wieder freuen.

Photophobie, wie die Ärzte es nennen, bedeutet Lichtangst. Eben darum handelt es sich, wenn die Sonne oder Scheinwerfer den Augen weh tun: das plötzliche Licht wirkt wie ein Schock und löst Angst aus. Durch die Angst verkrampfen sich Muskeln, Nerven und Blutgefäße; das Auge, in Mitleidenschaft gezogen, ist nun unfähig, mit dem Licht fertigzuwerden. Unbehagen und Schmerzen sind die Folge.

Die Augen bedürfen des Lichtes, um zu sehen. Sie sind Lichtorgane. Je schwächer die Augen, um so mehr Licht brauchen sie. Aber alle Augen, gute wie schlechte, sind empfindlich gegen Licht, das von einer Buchseite oder einem anderen Gegenstand her, den man sehen will, blendet. Eine der in unserem Zeitalter meistverbreiteten Quellen blendenden Lichtes ist die schwarze Wandtafel in der Schule, wo von den Schülern scharfes Sehen verlangt wird. Es mag leicht sein, daß die Kinder hier anfangen, ihre Augen zu überanstrengen, sich an ihren Augen zu versündigen, und sich schlechte Sehgewohnheiten aneignen, die ihre Jugend vergällen und in späteren Jahren böse nachwirken. In der Regel bedeutet – gleich, unter welchen Umständen – die Arbeit an der schwarzen Tafel eine Anstrengung. Einmal schreibt man auf die Tafel im allgemeinen mit der Hand, und die Handschriften sind seit Abschaffung des Schönschreibens bekanntlich schlecht. Zum anderen ist das, was der Lehrer in meist schwer lesbarer Handschrift auf die Tafel schreibt, für die Kinder stets besonders wichtig, was die geistige Anstrengung erhöht. Und zu allem Unglück fällt, von den einzelnen Pulten aus gesehen, das Licht meist nur zu einer bestimmten Zeit am Tage richtig auf die Tafel, die womöglich nicht einmal sauber ist. Von allen anderen Pulten aus blendet sie, und was auf ihr steht, kann nur mit Mühe und Anstrengung gelesen werden. Zu diesen Mißständen kommt noch der Kreidestaub hinzu, von dem jedes Körnchen das Licht auffängt und zerstreut, so daß die Schüler sich plagen müssen, um die verschwommenen und geheimnisvollen Hieroglyphen zu sehen und zu erkennen, die sich mit der glänzenden grauen Tafeloberfläche vermischen. Nimmt es also wunder, wenn die Überanstrengung der Augen in der Schule anfängt und immer schlimmer wird, je weiter das Studium fortschreitet und je schwieriger es wird, wenn der Schüler das Klassenzimmer mit dem Hörsaal vertauscht? Es sollte irgendeine Verbesserung der Wandtafel oder ein Ersatz für sie erfunden werden.

Um ihrer Aufgabe gerecht zu werden, brauchen die Augen Licht; besonders gutes Licht, wenn ungewöhnlich hohe Ansprüche an sie gestellt werden: wenn bei stundenlangem Gebrauch die Grenze normaler Leistungsfähigkeit nahe ist oder überschritten werden soll. Eltern müßten die Erledigung der Schulaufgaben ihrer Kinder mit Bedacht einteilen und dort, wo es nötig ist, für genügend Licht sorgen. Eine Birne von 150 Watt in einer Stehlampe müßte zur Linken des Kindes aufgestellt werden, in etwa einem Meter Entfernung und in einem solchen Winkel, daß das Licht nicht blendet. Die gleiche Lichtmenge wäre für Büroangestellte dringend notwendig. Auch zum Lesen im Sessel oder im Bett müßte eine Stehlampe oder Nachttischlampe die Regel, nicht die Ausnahme sein. Dann würde der stetigen Abnahme der Sehkraft bei den Kulturvölkern Einhalt geboten und der allgemeine Gesundheitszustand besser werden; gebrauchten die Menschen ihre Augen richtig und behandelten sie sie schonend, gäbe es eine allgemeine Zunahme der Sehkraft. Denn den Augen ist normale Tätigkeit bekömmlich; gegen Mißbrauch sind sie jedoch sehr empfindlich. Falsche oder ungenügende Beleuchtung ist eine der Hauptursachen von Überanstrengung der Augen.

Ein plötzlicher Schock ist den Augen in hohem Maße unangenehm. Es bedarf stets einiger Zeit, bis sie sich auf verschiedene Lichtstärken und -arten einstellen. Während des Krieges empfanden Soldaten, die nach langem Dienst auf den Aleuten heimkehrten, das Tageslicht in den Vereinigten Staaten als ungeheuer hell. Londoner, deren Augen an Nebel und feuchte Luft gewöhnt sind, finden das Tageslicht in New York zu grell. Augen, die auf die Stärke des Sonnenlichtes in Meereshöhe eingestellt sind, das von der feuchten Meeresluft gedämpft wird, müssen sich erst an das starke Leuchten der Sonne in höheren Lagen oder in den Bergen gewöhnen. Macht man aber die im Kapitel „Allgemeine körperliche Entspannung“ beschriebenen Übungen und gewöhnt man die Augen allmählich ans Sonnenlicht, so wird der Schock gemildert und jede Stärke natürlichen Lichtes den Augen erträglich sein, ohne Unbehagen oder Beschwerden zu verursachen.

STEIGERUNG DES WEITSEHENS

Etwa fünfundsiebzig Prozent aller Kinder sind kräftig und im allgemeinen ausgeglichen genug, um die Schule zu durchlaufen, ohne Schaden für das Sehvermögen davonzutragen. Die übrigen Kinder verlassen die Schule mit Kurzsichtigkeit oder einem anderen Sehfehler.

Aldous Huxley

Kurzsichtige Menschen haben Angst vor der Ferne; sie scheuen unbewußt sogar den Versuch, in größere Entfernung zu sehen. Die Verkrampfung des Gehirns, die dabei entsteht, zieht sofort die Anspannung der schrägen Augenmuskeln nach sich und verhindert das Weitsehen. Es ist die Angst vor der Unfähigkeit, das zu sehen, was das Gehirn zu sehen verlangt, die die Sicht auf den Gegenstand versperrt und das Gehirn hindert, ihn zu erkennen.

Kürzlich schrieb in einem Artikel ein Künstler, die unbedingte Bereitschaft, einen Gegenstand als das, was er ist, und ohne jede vorgefaßte Meinung von dem, was er sein soll, aufzunehmen, sei die Grundlage guten Sehens. Schaut man ohne Angst auf einen Gegenstand, so nimmt dieser Formen an, und das Gehirn kann unbehindert das aufgenommene Bild entwickeln. So arbeiten Auge und Gehirn Hand in Hand. Man muß mit dem Gehirn sehen, indem man zunächst den Geist auf den jeweiligen Gegenstand einstellt, und dann erst die Augen. In anderen Worten: Man kann, der Qualität der Augen ungeachtet, lernen, besser mit dem Gehirn als mit den Augen zu sehen.

Was ist Entfernung?

Vor der Entfernung braucht man keine Angst zu haben. Schon im Jahre 1700 schrieb Bischof George Berkeley, Entfernung sei weiter nichts als eine vom Auge ausgehende Gerade durch den Raum. Entfernung ist nicht sichtbar; deshalb soll man sich auch nicht anstrengen, sie zu sehen. Die Entfernung ist nur ein Akt der Beurteilung, der auf Grund der Erinnerung an vergangene Erfahrungen unbewußt vollzogen wird, ein Vorstellungsvergleich, ein Berechnungsvorgang, durch den wir eine Idee vom Raum und den Gegenständen in ihm erhalten. So schiebt sich bei einer Schiffsreise auf ruhigem Meer, wo weder Land noch andere Dinge sichtbar sind, die eine Vergleichsmöglichkeit bieten und eine Schätzung der Entfernung zulassen, der Horizont näher heran, weil dem Gehirn ein Anhaltspunkt fehlt, den Raum und die Entfernung zu beurteilen. Befindet sich jedoch ein Leuchtturm einige Meilen entfernt, und fährt jenseits von ihm ein Dampfer, so schiebt sich der Horizont immer weiter zurück, und es wird einem bewußt, wie weit er in Wirklichkeit reicht. Auf Grund früherer Erfahrungen weiß man, daß der mächtig aufragende Leuchtturm nahe, der Dampfer dagegen, der im Vergleich zu ihm sehr klein erscheint, weit weg sein muß, da feststeht, daß ein Überseedampfer in Wirklichkeit viel größer ist als ein Leuchtturm. Die Entfernung, begreift man, ist es, die die optische Täuschung erzeugt. Entfernung wird also durch das Denken, nicht durch das Sehen erfaßt; sie ist ein Problem für den Geist, nicht für das Auge, das auf einem Gegenstand ruht.

Bischof Berkeley stellte fest, wie zwei Jahrhunderte nach ihm Dr. Bates, daß das Sehen eine unbewußte Tätigkeit ist, daß wir über unsere Augen keine Gewalt haben, sie nicht bewußt auf ein bestimmtes Ziel einstellen und die Entfernung nicht sehen können, weil dies ein geistiger Vorgang ist, ein Akt der Beurteilung oder des Erkennens, wobei alle Tatsachen, die das Auge wahrnimmt, berücksichtigt und im Geist zusammengesetzt werden müssen.

Man muß verstandesmäßig wissen, wie verschieden ein Mensch aus einer Entfernung von einem Kilometer und aus einer Entfernung von drei Metern aussieht: es besteht ein scheinbarer Unterschied in der Größe, der Deutlichkeit und Undeutlichkeit, der Körperfülle und aller Einzelheiten. Man muß also von seiner Vorstellungskraft Gebrauch machen, um zu erkennen, daß es ein Mensch ist und keine Stange, ein Mensch, den man in weiter Entfernung sieht.

Das Gehirn hinter dem Auge

Im Gehirn hinter einem normalen Auge vollzieht sich das alles unbewußt. Das Gehirn bemerkt einen Gegenstand, überlegt hin und her, was er sein könnte, bis schließlich mit Hilfe der Erinnerung an früher gesehene Dinge die Wahrheit vor Augen steht. Erst dann kommt der Gedanke: Natürlich, es ist ein Mensch. Seltsam, daß ich ihn nicht gleich erkannt habe.

Das Gehirn hinter dem schwachsichtigen Auge tut dies aber nicht. Ihm fehlt der Mut, diese Überlegungen überhaupt anzustellen. Es verläßt sich irrtümlicherweise darauf, das Auge müsse ihm die fertigen Bilder darbieten, indes es selbst, faul und ohne sich an dem Vorgang zu beteiligen, abwartet. Der Kurzsichtige ist von der Idee befangen, es würde sich nicht um Sehen handeln, sondern um Erraten, um eine Art Selbstbetrug, wollte er sich auf die Hilfe des Gedächtnisses oder der Vorstellungskraft verlassen. Statt dessen strengt er seine armen Augen an, um in die Ferne zu sehen, und versucht mit angespannten Muskeln, das Sehen zu erzwingen. Einen Erfolg erzielt er damit nicht, und der Versuch beeinträchtigt die Sehkraft. Statt zu versuchen, mit den schwachen Augen allein einen Gegenstand zu sehen und ihn dem Gehirn mitzuteilen, sollte er mit dem Gehirn den Gegenstand finden, wie dies sonst bei normalen Augen geschieht, und überlegen, welchen Erinnerungen der Gegenstand ähnlich ist, und so das Sehen vollziehen. Er sollte alle Muskeln lockern und das Bild so auf sich wirken lassen, wie es sich darbietet; dann kann das Gehirn es aufnehmen und deuten. Der Kurzsichtige glaubt, den Buchstaben „C“ zu sehen; das Gehirn wartet unbeteiligt ab, bis seine gequälten Augen es fertigbringen, den Buchstaben klar zu erkennen, oder den Versuch aufgeben. Er müßte sich aber sagen: Ich sehe etwas Rundes, es kann ein „C“

oder ein „O“ oder ein „Q“ sein. Dann würde das Gehirn mit Hilfe des Auges das Bild enträtseln. Der krampfhafte Versuch, weit sehen zu wollen, ist die Ursache der Kurzsichtigkeit. Will man also die Augen von diesem Übel befreien, so muß man die Gewohnheit aufgeben, sie anzustrengen; dann wird sich besseres Sehen von selbst einstellen.

Ermutigend ist die Tatsache, daß keine Anstrengung von Dauer ist. Zuweilen strengt man sich weniger an, und in solchen Zeiten bessert sich sofort das Sehen; im Augenblick aber, da die Anstrengung größer wird, ist die Sehkraft gemindert. Jeder kurzsichtige Mensch, der zeitweise keine Brille trägt, hat die Erfahrung gemacht, daß er die Ferne plötzlich mit einer Klarheit sieht, als hätte er eine Brille auf. Im Anfang wird es sich nur um kurze Augenblicke normalen oder gar übernormalen Sehens handeln, da die alte Gewohnheit, absichtlich sehen zu wollen, gleich wieder einsetzt. Dennoch ermutigt der flüchtige Genuß normalen Sehens den Kurzsichtigen, sich allmählich genügend zu entspannen, um die normale Augenfunktion aufrechterhalten zu können.

Die Psychologen sind sich darüber einig, daß Angst die Muskeln sich zusammenziehen läßt. Die beiden schrägen Muskeln, die den Augapfel umfassen und ihn verlängern, sind bei kurzsichtigen Augen verkrampft. Sie lockern sich und arbeiten mit ihren Gegenmuskeln, den geraden Augenmuskeln nur dann richtig zusammen, wenn Auge und Gehirn entspannt sind. Also besteht gutes Sehen aus der guten Gewohnheit, entspannt zu sehen. Gute Gewohnheiten lassen sich nur durch Übungen im richtigen Gebrauch der Augen entwickeln, die dann normal, und ohne daß man bewußt darauf achtet, ihren Dienst tun. Dr. John Dewey erklärt: Erst wenn durch regelmäßiges Üben die Zusammenarbeit zwischen Auge und Gehirn so vervollkommnet ist, daß sie von selbst eintritt, ist richtiges Sehen hergestellt.

Kurzsichtige Augen fürchten die Entfernung so sehr, daß sie alles Interesse am Weitsehen verlieren und sich auf eine engbegrenzte Umwelt einstellen. Diese geistige Teilnahmslosigkeit ist eine schlechte Gewohnheit. Solche Augen müssen lernen, sich wieder mit dem Begriff „Ferne“ zu befreunden und sich für das, was „da draußen“ geschieht, zu interessieren. Dies ist der erste Schritt zu ihrer Erlösung aus der Verkrampfung.

Ein kurzsichtiges Mädchen klagte mir: „Ich kann aber nicht einmal die andere Seite des Zimmers sehen!“ Ich fragte: „Was sehen Sie da nicht? Sie sehen doch die Wand, wie hoch und wie breit sie ist. Sie sehen die Tür, wenn sie aufgeht, und die Fenster mit ihren Jalousien. Was ist sonst da? Schauen Sie hin und sagen Sie es mir.“ Auf den Befehl hin, Einzelheiten zu schildern, beschrieb sie ein Ölgemälde, den darauf abgebildeten Gegenstand, das Büchergestell, die Vasen darauf, die Lampe, den Sessel, den Schreibtisch und schließlich das Schreibzeug, Bleistift, Feder und ein Lineal auf dem Löschblatt des Schreibtisches. Es wurde ihr klargemacht, daß der Fehler nicht bei ihren Augen lag, sondern bei ihrem Gehirn, das die Augen nicht vorteilhaft zu gebrauchen verstand. Dasselbe Mädchen ging ein andermal durch ein Zimmer, in das leuchtend grüne neue Polstermöbel gestellt worden waren. Die Farbe der alten Möbel war mattbraun gewesen. Der Gegensatz war für jemanden, der wie sie das Zimmer gut kannte, auffallend genug. Ich fragte: „Wie gefallen Ihnen die neuen Möbel?“ „Ach, sind sie gekommen?“ fragte sie überrascht. Sie war unmittelbar an ihnen vorbeigegangen, ohne die Veränderung zu merken. Das Sofa und zwei Polstersessel waren so groß, daß sie auch der Kurzsichtigste hätte sehen können. Das Mädchen hatte einfach nicht hingeschaut. So gehen kurzsichtige Menschen durchs Leben: das Gehirn verlernt das Sehen.

Überanstrengung der Augen ist eine äußerst heikle Sache; man weiß nicht, wann und wie man es dazu kommen läßt, sonst würde man es unterlassen. Sobald die Überanstrengung da ist, ist der Schaden schon geschehen, denn sie entzieht dem Organismus neunzig Prozent seiner Sehkraft. Sogar eine Brille ist nicht imstande, die Spannungen zu beseitigen oder die Augenmuskeln zu lockern, die nach wie vor verkrampft bleiben. Die Augengläser übernehmen lediglich die Arbeit, die den Akkommodationsmuskeln obliegt. Sobald die Verkrampfung behoben ist und die festgehaltenen Energien dem normalen Gebrauch wieder zugeführt werden, nehmen Kraft, Ausdauer und Energien mächtig zu.

Die Kurzsichtigkeit

Die Augengläser sind bei diesen Übungen abzulegen

Kurzsichtige Menschen müssen, um entfernte Gegenstände ohne Augengläser sehen zu können, folgendes wissen:

1. Das kurzsichtige Auge muß lernen, in Formvergleichen zu denken, denn so sieht das normale Auge – indem es vergleicht. Schauen Sie alles, was Sie sehen, daraufhin an, ob es groß oder klein ist, gerade oder gebogen, lang oder kurz, dick oder dünn, breit oder schmal. Augen, denen Dinge in einer Entfernung von mehr als drei Metern verschwommen oder als unerkennbare Masse erscheinen, sind nicht gewöhnt, die Umrisse zu beachten, die scharfen Kanten, an denen das Licht durch den Gegenstand gebrochen wird. Sie denken nicht daran, die Gestalt des Gegenstandes festzustellen und so das Gehirn bei seiner Aufgabe zu unterstützen, den Gegenstand zu erkennen.
Eine gute Übung ist es, sich bei geschlossenen Augen die großen Buchstaben des Alphabets mit dem Zeigefinger auf den Handteller in Blockschrift zu zeichnen und sich die Form der einzelnen Buchstaben genau vorzusagen. „A“ ist ein Dreieck, „B“, „C“ und „D“ sind runde Linien, „E“ ist ein Rechteck, „F“ ist schlank und so weiter. Es ist erstaunlich, wie interessant die Buchstaben dabei werden können.

2. Gewöhnen Sie es sich an, beim Sehen den Gegenstand nach seinen Feinheiten und Einzelheiten mit den Augen abzusuchen. Wie oft muß ich von Kurzsichtigen hören: „Nun, da Sie mich auf diese Einzelheit aufmerksam gemacht haben, sehe ich sie ganz gut. Ich hatte sie vorher gar nicht bemerkt.“ Der Grund, warum die Augen sie nicht bemerkten, ist, daß sie nicht über den ganzen Gegenstand hinweggewandert waren, ihn nicht abgetastet hatten.

Ihr Blick war an ihm in seiner Gesamtheit als an einem großen Fleck hängengeblieben und hatte versucht, ihn als ein Ganzes aufzunehmen, ihn sozusagen in sich aufzusaugen. Aber Gehirn und Augen können nicht auf diese Weise arbeiten. Beide müssen in raschester Folge über jede kleinste Einzelheit des Gegenstandes hinwandern, jedes Teilchen für sich im Bruchteil einer Sekunde wahrnehmen, bis auch der kleinste Teil beachtet worden ist.

Mit anderen Worten: Gewöhnen Sie Ihre Augen daran, sich rasch zu bewegen. Eine ausgezeichnete Übung ist, ganze Reihen von Dingen schnell zu zählen. Versuchen Sie nicht, es genau zu machen; tun Sie nur, als ob Sie zählten. Sie werden feststellen, daß Ihre Augen, wenn Sie täglich üben, immer weniger Dinge dabei überspringen. Was Sie zählen sollen? Die Zacken eines Musters, Wiederholungen in einem Stoff, Blumen auf der Tapete, Streifen auf einem Stoff, Bücher auf Bücherbrettern, die Fenster eines vorbeifahrenden Zuges oder einer Straßenbahn, die Köpfe vor Ihnen in einem Hörsaal, die Vögel auf einem Telegraphendraht.

Wenn es Ihnen schwerfällt, sich Gesichter zu merken, so gewiß deshalb, weil Sie sie nie genau angesehen haben. Lernen Sie, alle Züge eines Gesichtes aufmerksam zu betrachten, mit dem Blick von einem zum anderen Auge zu wandern, von einer zur anderen Augenbraue, von der Nase zum Mund und Kinn und zurück zu den Augen. Vergleichen Sie die Größe der beiden Augen und ihren Ausdruck. Prägen Sie sich die Ebenmäßigkeit oder Unebenheiten der Augenbrauen und Ohren ein, studieren Sie die Nase, den Mund, das Kinn. Sie werden recht interessante Einzelheiten finden, wenn Sie entdecken, was sich dabei alles zeigt. Wenn Sie einmal das ganze Gesicht genau gesehen haben, werden Sie sich auch daran erinnern können. Angestrengte Augen neigen dazu, das Gesicht mit einem einzigen starren Blick wie ein Löschblatt in sich aufsaugen zu wollen; sie heften den Blick an eine Einzelheit. Selbstverständlich können Sie sich dann an den Rest nicht erinnern.

3. Gewöhnen Sie es dem Geist an, sich für die Entfernung und für Dinge, die in der Entfernung sind, zu interessieren. Kurzsichtige

Augen fühlen sich entfernten Gegenständen gegenüber derart hilflos, daß sie gar nicht erst wagen, einen Blick, der versagen könnte, auf sie zu werfen. Und so rücken die Grenzen ihrer Welt immer enger zusammen, bis es ihnen gar nicht mehr in den Sinn kommt, weiter wegzuschauen, ob „da draußen" etwas zu sehen ist. Nicht einmal Augengläser können diese geistige Gewohnheit ändern. Das Auge muß unentwegt nach etwas Sichtbarem suchen und dadurch das Verlangen nach Antwort auf die Frage „Was ist es?" verstärken.

4. Bringen Sie den Augen bei, den Unterschied in der Erscheinung ein und desselben Gegenstandes zu studieren, der von nahem und von weitem gesehen wird; also zu erkennen, wie sich die Dinge perspektivisch verändern. Die folgenden Übungen bezwecken, die Augen an der Entfernung zu interessieren.

Übungen zur Entwicklung des Weitsehens

Das Kegelspiel

Zur Vorbereitung baden Sie die Augen in der Sonne oder in hellem Licht und decken sie dann mit den Handtellern zu. Während Sie sie zugedeckt halten, richten Sie Ihre Gedanken auf eine Kegelbahn. Stellen Sie im Geist die Kegel in einer Reihe auf, malen Sie sie sorgfältig an und behalten Sie die Reihenfolge der Farben im Gedächtnis. Nehmen Sie eine Kegelkugel, mit der Sie die Kegel umwerfen wollen. Verfolgen Sie, wie die Kugel Ihre Hand verläßt, über die Bahn rollt und den ersten Kegel umwirft. Wiederholen Sie dies, bis alle neun Kegel umgeworfen sind.

Erkennungsübungen

1. Setzen Sie sich am Ende eines langen, gut beleuchteten Raumes bequem in einen Stuhl, um die Einrichtung anzuschauen. Betrachten Sie zuerst die zwei nächstgelegenen Gegenstände zu beiden

Seiten, indem Sie den Kopf erst nach der einen, dann nach der andern Seite drehen. Schließen Sie die Augen und prägen Sie sich gut ein, wie die beiden Gegenstände aussehen.

2. Gehen Sie nun zu den beiden nächsten Gegenständen über, die ein wenig weiter entfernt liegen, schauen Sie sie abwechselnd sorgfältig an, während Sie den Kopf von der einen nach der andern Seite drehen. Schließen Sie die Augen und drehen Sie den Kopf in Richtung des zuerst betrachteten Gegenstandes, dann in Richtung des andern.

3. Erinnern Sie sich an das, was Sie gesehen haben, öffnen Sie die Augen, sehen Sie es wieder an und setzen Sie die Übung mit noch weiter entfernten Gegenständen zu beiden Seiten fort.

4. Wagen Sie sich mit den Augen schrittweise immer weiter vor, von Gegenstand zu Gegenstand, wobei Sie Ihr Interesse auf das beschränken, was Sie betrachten, und mit Ihren Augen jeden Gegenstand genau abtasten. Stellen Sie seine Formen fest und nehmen Sie dabei möglichst viele Einzelheiten auf.

5. Sie werden wahrscheinlich sehr bald bei Gegenständen zu beiden Seiten des Raumes angelangt sein, die so weit entfernt sind, daß Sie sie nicht mehr erkennen können. Beschäftigen Sie sich mit den beiden Unbekannten, halten Sie sich kurz bei diesem, dann bei jenem auf. Vergessen Sie nicht, die Augen immer wieder zu schließen, sie rasten zu lassen und tief und oft zu atmen. Strengen Sie sich nicht an; lassen Sie das Sehen auf sich zukommen und die Augen tun, was sie wollen. Stellen Sie Vermutungen an, wie es das normale Auge tut. Möglicherweise wird der eine oder andere Gegenstand dann im Bewußtsein oder vor dem Auge plötzlich klar aufblitzen. Auf welche Weise er Ihnen auch deutlich wird: nehmen Sie es hin; mit der Zeit trägt es zum besseren Sehen bei.

6. Wenn aber nichts dergleichen geschieht, dann begeben Sie sich zu den Gegenständen hin und untersuchen Sie sie aus nächster Nähe. Warum gelang es Ihnen nicht, sie zu erkennen? Haben Sie Größe und Gestalt aus der Entfernung falsch gesehen? Versäumten Sie, die Gegenstände nach ihren Einzelheiten mit dem Blick

abzutasten? Inwiefern sehen sie in der Nähe anders aus als aus der Ferne?

7. Kehren Sie nun zu Ihrem Sessel zurück, decken Sie die Augen zu und stellen Sie sich die Gegenstände so vor, wie Sie sie aus der Nähe gesehen haben. Holen Sie tief Atem und atmen Sie aus, während Sie die Augen öffnen; vielleicht werden Sie von einem kurzen Augenblick klaren Sehens überrascht.

Machen Sie diese Übungen nicht lange auf einmal, sondern lieber alle Tage ein wenig. Was am ersten Tag unmöglich schien, wird beim nächsten Mal leichter sein.

Das Kino

Kinos bieten Ihnen eine gute Gelegenheit, das Weitsehen zu fördern. Betrachten Sie ohne Augengläser die Leinwand. Setzen Sie sich nahe genug, um ohne Anstrengung sehen zu können, etwa in die Mitte der ersten oder zweiten Reihe. Denken Sie daran, oft zu blinzeln, tief und rhythmisch zu atmen und die Leinwand nach Einzelheiten abzusuchen. Schließen Sie ab und zu kurz die Augen oder schauen Sie auf eine dunkle Stelle, um die Augen durch den Kontrast von Hell und Dunkel ausruhen zu lassen. Handelt es sich um einen Film mit vielen Außenaufnahmen, so nehmen Sie jede Gelegenheit wahr, tief in den Hintergrund, in die im Film gebotene Entfernung zu schauen. Im Gegensatz zur allgemeinen Auffassung ist der Kinobesuch für die Augen gut und kann zur Besserung der Kurzsichtigkeit dienen. Da alles in ständiger Bewegung ist, ist es unmöglich, den Blick starr auf eine Stelle zu heften; Filme zwingen die Augen, sich zu bewegen. Haben Sie beim ersten Kinobesuch ohne Brille in der ersten Reihe gesessen, so werden Sie im Verlauf einiger Wochen feststellen, daß Sie in immer größerem Abstand von der Leinwand sitzen und sehen können. Früher als Sie geglaubt haben, werden Sie sogar in der ersten Balkonreihe sitzen und den Film genauso gut zu sehen vermögen. Der schräge Blick nach unten ist den Augen wohltuend, die Kopfhaltung bequemer für das Genick. Jetzt werden Ihre weitsichtigen Bekannten wieder gern mit Ihnen zusammensitzen.

Vergessen Sie nicht unsere Regel für den Gebrauch der Augen: Bequemlichkeit ist alles. Lassen Sie die Augen nicht müde werden. Ist noch ein Beifilm dabei, wird Ihnen am Anfang die Ausdauer fehlen, die dazu notwendig ist, einen ganzen Abend ohne Brille zu verbringen. Sie haben sich zu lange auf Ihre Krücken verlassen. Dann müssen Sie die Augen für eine Weile mit den Händen zudecken oder die Brille aufsetzen. Aber je mehr sich die Augen daran gewöhnen, ohne diese Hilfe zu sehen, um so länger werden Sie aushalten, ohne zu ermüden. Halten Sie, wenn möglich, den Kopf so, daß Sie schräg hinab auf die Leinwand blicken; schauen Sie ohne Verkrampfung hin und denken Sie daran, zu atmen.

Eine vorzügliche Übung ist es, sich einen interessanten Film anzusehen und dann ein zweites Mal hinzugehen, diesmal aber die Augen mit den Händen abzudecken und den ganzen Film im Geist an sich vorbeiziehen zu lassen, während man zuhört. Das Sehen wird zweifelsohne viel klarer sein, wenn Sie dann die Hände wegnehmen.

Die zweite Kegelübung

Nichts ist so gut für die Verbesserung der Sehweite und Sehschärfe wie das Kegelspiel. Eine moderne Kegelbahn ist gut beleuchtet und durchlüftet. Beobachtet der Spieler die Kegelkugel in seiner Hand, während er zum Wurf ausholt, und wirft er dann einen raschen Blick auf die Kegel, oder anders: schaut er erst einmal auf die Kegel, wenn er zum Zielen ausholt, und verfolgt er dann beim Wurf die Kugel mit den Augen, wenn sie auf die Kegel zurollt, so wird ihm der Wurf besser gelingen.

Für Kurzsichtige ist es zweckmäßig, die stehengebliebenen Kegel schnell zu überblicken und ihre Zahl zu schätzen. Je länger man spielt, um so sicherer wird man schätzen.

Sogar das Anschreiben der Spielergebnisse kann von Nutzen sein. In manchen modernen Kegelbahnen werden die am Pult mit dem Bleistift notierten Punkte im gleichen Augenblick auf eine erhöhte Tafel in einiger Entfernung gestrahlt. Das handgeschriebene Spielergebnis mit dem auf die Tafel gestrahlten zu vergleichen, tut für die Entwicklung des Weitsehens Wunder.

Die Telegraphenmasten

Vor und nach der Übung decken Sie die Augen ab und lassen die Sonne oder Licht darauf scheinen.

1. Stellen Sie sich an eine Stelle, von wo aus Sie an einer langen Reihe von Telegraphenmasten entlangblicken können. Richten Sie Ihre Aufmerksamkeit auf den ersten Mast und drehen Sie Ihre Nase dahin, wohin Sie schauen. Gleiten Sie mit dem Blick an der linken Seite des Mastes hinauf bis zur Spitze, wobei Sie den Kopf heben, und dann auf der rechten Seite wieder ganz herunter bis zum Boden. Achten Sie auf alles, was Sie sehen: auf Astlöcher oder Risse im unteren Teil und auf Querbalken und Streben weiter oben, die an den Enden Isolatoren aus Porzellan tragen.
2. Zählen Sie die Drähte und gleiten Sie an den Drähten weiter bis zum nächsten Mast.
3. Nachdenklich und langsam wiederholen Sie das Heruntergleiten am nächsten Mast; tun Sie es mit der gleichen Sorgfalt wie beim ersten.
4. Vergleichen Sie sein Aussehen mit dem des ersten. Sie sollen den Eindruck bekommen, daß dieser weiter weg ist als der erste. Durch diese Übung wird das Gefühl für Entfernung geübt.
5. Schließen Sie die Augen, ruhen Sie aus und atmen Sie.
6. Öffnen Sie die Augen wieder und gleiten Sie die Drähte entlang vom ersten Mast zum zweiten; mehrere Male hin und her.
7. Gehen Sie zum dritten Mast über und wiederholen Sie dasselbe. Bei dieser Übung werden Sie täglich schärfere und detailliertere

Bilder erhalten und mit der Zeit den siebten und achten Mast besser sehen können als anfangs den ersten und zweiten.

Die Spielkarten

Der Zweck dieser Übung ist, dem Auge bekannte Gegenstände in größerer Entfernung erkennen zu lassen. Decken Sie die Augen ab und lassen Sie Sonne oder Licht darauf scheinen, bevor Sie beginnen.

1. Nehmen Sie zwei Spiele Karten und legen Sie bei beiden die Farbe Pik heraus. Lehnen Sie die eine Farbe in der richtigen Reihenfolge gegen die Wand – auf den Boden oder auf einen Tisch –, so daß Sie sie von weitem sehen können.

2. Lassen Sie helles Licht auf die Karten scheinen und stellen Sie Ihren Stuhl so weit entfernt auf, daß Sie die Zeichen auf den Karten nicht ganz deutlich sehen können.

3. Die andere Pikfolge halten Sie in der Hand. Nehmen Sie das As und betrachten Sie es genau und ganz gründlich; erst dicht vor den Augen und dann in Armweite. Schließlich vergleichen Sie ein paarmal den Anblick in der Nähe und den in der Ferne.

4. Schließen Sie dann sanft die Augen und erinnern Sie sich, wie das As bei ausgestrecktem Arm ausgesehen hat, holen Sie tief Atem, öffnen Sie die Augen und blicken Sie, indes Sie ausatmen, auf das andere As in der Entfernung. Gleiten Sie aufmerksam mit dem Blick über die ganze Karte, wie Sie es bei der in Armesweite gehaltenen Karte getan haben.

5. Sitzen Sie etwa zu weit entfernt, so daß Sie auch nach mehreren Versuchen das aufgestellte As nicht erkennen können, so rücken Sie ein wenig näher. Vermeiden Sie unbedingt jede Anstrengung.

6. Während Sie die Reihe weitergehen – zwei, drei, vier und so fort –, können Sie mit Ihrem Stuhl vielleicht wieder etwas zurückrücken und die Karten dennoch deutlich erkennen.

Warnung: Warten Sie, bis Sie von selbst sehen; starren Sie nicht und strengen Sie sich nicht an. Das Sehen ist ein Impuls. Sie können ihn nicht erzwingen. Wenn Sie sich entspannen und ausatmen, stellt er sich von selbst ein. Achten Sie darauf, daß Sie nicht, indem Sie versuchen, deutlich zu sehen, mit den Augenlidern oder den Augenbrauen nachhelfen. Das wäre Selbstbetrug, künstliches Sehen, das sehr schädlich für die Augen ist.

7. Sobald eine Karte deutlich erscheint, suchen Sie sie rasch mit dem Blick ab. Wenn Sie auf sie starren, ist der „lichte Moment" gleich vorbei. Bewegen Sie die Augen von einem zum andern Kartenzeichen und zählen Sie sie. Beachten Sie auch die vier Ecken. Dies wird das Aufblitzen des Gegenstandes andauern lassen.

8. Sowie eine Karte vor den Augen deutlich wird, wandern Sie sofort mit dem Blick schnell über die ganze Reihe. Vielleicht hält der Moment des Aufblitzens lang genug an, um zunächst einen Teil, später die ganze Reihe zu erkennen.

Wenn Sie Fortschritte im Gebrauch Ihrer Augen machen und mit besserem Sehen belohnt werden, können Sie die Übung abwandeln. Stellen Sie andere Farben zusammen – die roten werden schwieriger sein – oder mischen Sie Ihre Farbe, heben Sie eine Karte ab und suchen Sie die gleiche Karte in der aufgestellten Reihe in der Entfernung heraus. Oder mischen Sie beide Farben und vergleichen Sie die Karten. Mischen Sie schließlich das ganze Spiel und üben Sie mit den Karten As bis fünf aller vier Farben. Entfernen Sie sich zu keiner Zeit von den Karten so weit, daß es Sie Mühe kostet oder anstrengt, sie zu sehen. Und bedenken Sie: der Zweck dieser Übung ist, das Aussehen eines Gegenstandes in der Nähe und aus der Entfernung zu vergleichen – eine geistige Tätigkeit.

Erfinden Sie neue Übungen, um folgendes zu üben:

1. an Formen zu denken,
2. einen Gegenstand nach allen Einzelheiten abzutasten,
3. sich für die Entfernung zu interessieren,

4. sich mit der Perspektive auseinanderzusetzen.

Vergessen Sie nicht: Langeweile ist der Feind des Sehens, weil sie das Interesse tötet. Interessieren Sie sich den ganzen Tag hindurch für das Leben um sich herum. Richten Sie Ihr Interesse hinaus in die Welt!

Kurzsichtige Augen versäumen vieles, was innerhalb ihrer Sehweite liegt, weil sie es unterlassen, etwas anzuschauen. Denken Sie daran, zuschauen! Und untersuchen Sie das, was Sie sehen; Sie sollen nicht nur mit den Augen, sondern auch mit dem Gehirn sehen, mit Interesse und Aufmerksamkeit, was das Gegenteil ist von Starren und geistiger Abwesenheit.

Die Kalenderübung

Vorbereitung: Beschaffen Sie sich einen großen Wandkalender, auf dem der vergangene sowie der kommende Monat unter dem laufenden Monat angezeigt sind. Befestigen Sie ihn an einem Kleiderbügel, so daß Sie ihn in gutem Licht und richtiger Entfernung aufhängen können. Diese Übung ist von Aldous Huxley erfunden worden und erzielt ausgezeichnete Ergebnisse, da sie die Augen zwingt, sich rasch zwischen einem nahen und einem entfernten Gegenstand hin- und herzubewegen. Zudem läßt sie die Augen sich auf den nahen Gegenstand zentralisieren und dadurch auch auf den entfernten. Außerdem macht die Übung viel Spaß. Das Gehirn ist daran beteiligt und hört deshalb auf, sich mit dem Sehen abzuquälen; infolgedessen entspannen sich die Augen. Lernen Sie, mit zwei Gummibällen oder zwei ähnlichen runden Gegenständen zu jonglieren. Nehmen Sie in jede Hand einen Ball. Werfen Sie den Ball, den Sie in der rechten Hand halten, hoch und fangen Sie ihn mit der linken Hand auf; während der erste Ball durch die Luft fliegt, geben Sie geschwind den zweiten Ball von der linken in die rechte Hand, so daß die linke Hand frei ist, den hochgeworfenen Ball aufzufangen. Das klingt wohl kompliziert, aber mit ein wenig Übung werden Sie eine überraschende Fertigkeit als Jongleur entwickeln. Im Anfang werden Sie vermutlich dazu neigen, auf den Ball zu warten und nach oben zu starren. Das wäre falsch. Folgen Sie dem Ball mit den Augen, wenn er aufsteigt und herabfällt, folgen Sie ihm auch mit der Nase, wenn er aus einer Hand aufwärts fliegt und in die andere Hand hineinfällt. Sie werden dann das Auffangen nie verfehlen.

Übung A: Decken Sie die Augen ab und baden Sie sie in der Sonne oder in einem hellen Licht. Stellen Sie sich dann in einer Ihren Augen angenehmen Entfernung von dem Kalender auf, wobei Sie ihm Ihr Gesicht zuwenden. Folgen Sie dem Ball mit den Augen beim ersten Wurf, wenn er von der einen Hand in die Luft geworfen und von der andern Hand aufgefangen wird. Dann werfen Sie rasch einen Blick auf die „1" des Kalenders und auf den weißen Grund zu beiden Seiten der Zahl. Schließen Sie die Augen, machen Sie einige Male den Elefantenschwung und atmen Sie dabei. Werfen Sie zwei Bälle hintereinander und fangen Sie sie auf, dann schauen Sie den weißen Grund zu beiden Seiten der „2" an. Jonglieren Sie dreimal mit den Bällen und wiederholen Sie den Vorgang mit der „3". Steigern Sie die Zahl der Würfe bei jedem Lesen des nächsthöheren Datums. Man muß besonders aufpassen, daß man nicht der Versuchung nachgibt, vom Ball weg und auf den Kalender zu schauen, ehe man noch den ganzen Bogen des Wurfes zu Ende verfolgt hat. Die Zahlen auf dem Kalender werden Ihnen vielleicht im Verlauf des Spiels deutlicher erscheinen. Ist das der Fall, treten Sie einen Schritt zurück. Wollen Sie ein schwächeres Auge kräftigen, so decken Sie das stärkere Auge während des Übens mit einer Augenbinde zu, aber achten Sie darauf, das Auge unter der Binde offen zu halten.

Übung B: Die Augen abdecken und in der Sonne baden. Bei dieser Übung werden Sie sich vermutlich etwas näher zu dem Kalender stellen müssen, um die kleinen Zahlen der beiden unteren Monate sehen zu können. Probieren Sie die Entfernung aus und bleiben Sie dort stehen, wo Sie die Zahlen ohne Anstrengung

lesen können, obgleich es nicht nötig ist, sie besonders deutlich zu sehen.
Jonglieren Sie nun einmal mit dem Ball, schauen Sie dann zuerst auf die „1" des großen Kalenders und sofort danach auf die kleine „1" des unteren linken Kalenderblatts und anschließend rasch auf die „1" rechts unten. Die Augen schließen, einige Male schwingen und atmen.
Bei der „2" zweimal mit den Bällen jonglieren, auf die „2" am großen Kalender schauen, dann zur kleinen „2" links und zur „2" rechts unten hinblicken. Die Augen schließen, schwingen und atmen.
Schließen Sie die Augen und schwingen Sie nach jeder Zahl; hören Sie mit der Übung auf, ehe Sie müde werden, und decken Sie die Augen zu.

Übung C: Der Augapfel verlängert sich beim Nahsehen wie die Kamera, wenn man Nahaufnahmen machen will. Dies macht das kurzsichtige Auge gut. Es muß aber lernen, die Augenachse beim Sehen in die Ferne zu verkürzen, was ebenfalls bei der Kamera geschieht, wenn man Fernaufnahmen machen will. Die folgende Übung ist geeignet, die Zusammenarbeit jener Muskeln zu fördern, die die Verkürzung und die Verlängerung des Augapfels bewirken, so daß der kurzsichtige Augapfel lernt, sich zu verkürzen, und die Augen demzufolge in die Ferne sehen können.

1. Nehmen Sie einen kleinen Taschenkalender, auf dem die Einteilung der Tage und Monate jener des großen Kalenders gleicht. Zur Vorbereitung dieser Übung decken Sie die Augen ab und baden sie in der Sonne oder in hellem Licht. Setzen Sie sich so weit von dem großen Kalender entfernt, daß Sie die Zahlen gerade nicht mehr ganz deutlich sehen können.

2. Halten Sie den Taschenkalender in etwa zehn bis fünfzehn Zentimeter Entfernung vors Gesicht und bewegen Sie die Nase mit, während Sie den Blick auf der einen Seite der „1" hinauf- und auf der anderen hinuntergleiten lassen; schauen Sie dann schnell zu der „1" auf dem großen Kalender und tun Sie dasselbe.

3. Die Augen schließen, schwingen und atmen. Kümmern Sie sich nicht darum, wenn im Anfang die entfernte Zahl nicht ganz deutlich ist. Versuchen Sie nicht, es zu erzwingen. Die Sicht wird sich von selbst bessern, je weiter Sie in der Zahlenfolge fortschreiten.

4. Schauen Sie nun auf das Weiß zu beiden Seiten der „2“ am kleinen Kalender; wiederholen Sie es bei der „2“ auf dem großen Kalender.

5. Die Augen schließen, schwingen und atmen. Achten Sie darauf, den Atem während des Schauens nicht anzuhalten. Fahren Sie mit der Übung von Zahl zu Zahl fort; Sie werden bald feststellen, daß die Augen sich auf das Weitsehen allmählich einstellen und es als wohltuend empfinden. Das zeigt sich auch daran, daß Sie besser sehen.

Vergessen Sie bei sämtlichen Übungen nicht, daß es nie Zeitverschwendung ist, zwischendurch auszuruhen, daß gerade dadurch das Sehen gefördert und die Leistungsfähigkeit der Augen erhöht wird.

Die obenstehenden Vorschläge bilden für das kurzsichtige Auge nur eine Anregung. Einem kurzsichtigen Menschen fällt es schwer, allein zu üben. Wenn er den Beistand eines verständnisvollen Freundes oder Verwandten gewinnen kann, der ihm die Anweisungen vorliest und aufpaßt, daß er sie richtig befolgt, wird ihm das eine bedeutende Hilfe bei der Wiederherstellung normalen Sehens sein.

Die Augengläser

Kurzsichtige Schüler fragen oft: „Soll ich meine Brille gleich weglegen und sie nie wieder benützen?“ Die Antwort lautet: nein. Werfen Sie Ihre Brille nicht weg, bevor Sie nicht auch ohne sie genügend sehen können. Einem Krüppel, der das Gehen lernen möchte, würden Sie ja auch nicht gleich seine Krücken wegnehmen und sie wegwerfen. Sie würden ihm erst beibringen, wie er seine

Glieder gebrauchen muß, und seine Ausdauer soweit stärken, daß er ohne Hilfe gehen und stehen kann. Dann braucht er seine Krücken nicht mehr. Ebenso ist es mit der Brille. Mit zunehmendem Sehvermögen werden sich die Augenblicke, in denen Sie keine Brille benötigen, immer mehr häufen. Wir müssen den Augen schrittweise ihre Krücken abgewöhnen. Wenn sich das Sehen bei Ihnen bessert und die Brille Ihnen allmählich zu stark vorkommt, wird es vielleicht nötig, daß Sie Ihren Arzt aufsuchen, damit er Ihnen eine schwächere verschreibt.

Kurzsichtige Augen sehen in der Nähe gut. Es ist gar nicht schwer für Sie, auch ganz kleinen Druck zu lesen, wenn Sie das Buch nahe genug halten. Wenn man mit einer Brille für Kurzsichtige, die ja für die Ferne gedacht ist, etwas in der Nähe liest, so ist das dasselbe, als wollte man mit normalen Augen ein Buch mit dem Opernglas lesen. Versuchen Sie statt dessen, mit dem bloßen Auge zu lesen. In gleichem Maße, wie das Sehen in die Ferne besser wird, werden Sie auch bemerken, daß Sie Ihr Buch in normalem Abstand halten.

W a r n u n g ! Versuchen Sie nicht, Ihren Wagen ohne Brille zu fahren, bevor Sie die Fahrprüfung ohne Brille abgelegt haben. Bedenken Sie, daß Ihre Augen, bevor sie die normale Sehschärfe erreicht haben, nicht nur unscharf, sondern auch langsam wahrnehmen. Beim Verkehr kommt es aber oft auf Bruchteile von Sekunden an. Wir lassen die Brille beim Fahren nicht ablegen, wir kümmern uns um die Verbesserung der Augen. Der Staat befreit Sie von der Bedingung, eine Brille zu tragen, sobald Sie gut genug sehen, um die Prüfung zu bestehen.

Während die kurzsichtigen Augen besser werden, kann man zur Brille greifen, um etwas außerhalb ihrer Reichweite zu sehen, geradeso wie der Kapitän eines Schiffes zum Fernglas greift, um das, was er mit bloßem Auge nicht sehen kann, zu erkennen. Seien Sie vernünftig, riskieren Sie nichts und überanstrengen Sie sich nicht! Es gibt genug Gelegenheiten, wo es nicht so darauf ankommt und wo ein kurzsichtiges Auge unbedenklich eingesetzt werden kann, wie zum Beispiel beim Anziehen morgens, beim Frühstück, beim Mitfahren in einem Fahrzeug und so weiter. Dabei verbessert man seine Sehschärfe. Nehmen Sie alle diese Gelegenheiten wahr. Das Auge genießt seine Freiheit.

STEIGERUNG DES NAHSEHENS

Was hülfe es einem Manne, wenn er die ganze Welt gewänne und dabei ein Magengeschwür ... und eine Brille bekäme?

John Steinbeck

Heutzutage entdecken die meisten Menschen, wenn sie etwa vierzig Jahre alt sind, daß sie zum Lesen entweder längere Arme brauchen, um das Buch zu halten, oder bessere Augen, um den Druck deutlicher zu sehen. Augen, die beim Lesen Schwierigkeiten haben, sind vielleicht weitsichtig oder astigmatisch oder auch alterssichtig. Alterssichtigkeit führt man auf eine Verhärtung der Linse zurück. Solche Augen starren die Druckzeilen entlang. Sie sind nicht beweglich wie das normale Auge, aber sie können lernen, sich wieder zu bewegen. Sie können sich verjüngen, indem Sie lernen, mit entspannten Augen zu lesen. Verkrampfung und nicht Alter stört das Nahsehen. Wir alle kennen alte Leute, die ihre Fähigkeit, ohne Brille zu lesen, behalten haben. Reisende erzählten vor dem Krieg, daß sie in belgischen Klöstern alte Frauen gesehen hätten, die ihr ganzes Leben damit verbracht hatten, die berühmten Brüsseler Spitzen herzustellen, ohne daß sie, obwohl sie achtzig Jahre und älter waren, Brillen gebraucht hätten. Sie arbeiteten bei sehr gutem Licht, meistens bei Tageslicht, nicht bei künstlichem, und kannten keine Sorgen oder Hast und Eile, wodurch ihre Nerven angespannt worden wären. Sie waren ein ausgezeichnetes Beispiel dafür, was die Augen leisten können, wenn man während der Arbeit entspannt bleibt.

Spannung verursacht Versagen beim Lesen, in diesem Fall die Spannung der vier geraden Augenmuskeln, die den Augapfel verkürzen. Wenn sie durch geistige Entspannung gelockert werden, dann können ihre beiden Gegenspieler, die schrägen Augenmuskeln, ihre Aufgabe erfüllen und den Augapfel verlängern. Dann kann man bequem und ohne Anstrengung lesen. Die Linse ändert sich dabei nicht; ob sie verhärtet oder elastisch ist, spielt offenbar keine Rolle, denn das Lesen ist in beiden Fällen möglich. Wenn man ernsthaft und ausdauernd übt, sich zu entspannen, dann kann man ungeachtet seines Alters die Fähigkeit behalten, gut in der Nähe zu sehen. Wissenschaftlich ausgedrückt: Augen, die die Fähigkeit zu akkommodieren verloren haben, sollten wieder dazu erzogen werden.

Fünf gute Vorsätze für Alterssichtige

1. Entschließen Sie sich, öfter und tief zu atmen, wenn Sie die Augen zum Nahsehen gebrauchen. Atmen Sie, um zu sehen!

2. Die Augäpfel sollen sich beim Lesen weich anfühlen. Entspannen Sie die Augenlider und vermindern Sie den Druck in der Augenhöhle; das befreit sie von der Verkrampfung (siehe das Kapitel „Zusammenfassung täglicher Entspannungsübungen"). Schließen Sie des öfteren die Augen, um sich zu vergewissern, ob sich die Augen weich anfühlen; versuchen Sie dieses Gefühl wiederzubekommen, wenn es Ihnen verlorengeht.

3. Schließen Sie öfters die Lider, um die Augen sich erholen zu lassen und sie zu bespülen. Damit beugen Sie Trübungen und Augengrieß vor.

4. Sooft Sie untertags in die Ferne sehen, blicken Sie anschließend zum Ausgleich rasch auf etwas Nahes, und seien es nur Ihre Armbanduhr oder Ihre Fingernägel.

5. Gewöhnen Sie Ihre Augen daran, die betrachteten Gegenstände scharf abzuzeichnen und zu umreißen. Das wird Ihre Beobachtungsgabe schärfen, indem Sie sich bei entfernten Dingen, die Sie ja gut sehen können, daran gewöhnen, die Augen richtig hin und

her wandern zu lassen; eine Gewohnheit, die Sie dann auch auf nahe Dinge, die Sie schwerer sehen können, übertragen.
Der erste Schritt zur Wiederentwicklung des Sehvermögens ist die Ausschaltung seelischer Spannungsursachen. Dies erreichen Sie durch geistige Entspannung, wie es im Kapitel „Allgemeine geistige Entspannung“ angegeben ist. Menschen mit solchen Augen müssen sowohl das körperliche wie auch das geistige Starren unterbrechen, da sie dabei sozusagen nur in einer ruckartigen Folge von Wahrnehmungen denken und lesen können. Wir müssen Geist und Blick zu einem flüssigen Bewegungsablauf erziehen und genauso mit dem Kopf wie mit den Augen lesen. Sogar die Anhänger der schulgerechten Methode sind zu dieser Einsicht gekommen und lehren nun, daß „Sehen mehr bedeutet, als nur optisch scharf wahrzunehmen“.

Der nächste Schritt ist die Entspannung der Augen. Machen Sie all die Entspannungsübungen aus dem Kapitel „Zusammenfassung täglicher Entspannungsübungen“, besonders die Morgenübungen; denn gerade weitsichtige Augen müssen gelockert und geöffnet und von dem Druck der von oben schwer auf dem Augapfel lastenden Lider und Augenbrauen befreit werden.

Legen Sie besonderes Gewicht auf das Abdecken und Baden der Augen in der Sonne. Seltsamerweise schcuen gerade solche Menschen, deren Augen es am nötigsten haben, sowohl den Sonnenschein wie den erforderlichen Zeitaufwand, die Fähigkeit des Entspannens durch Abdecken der Augen zu entwickeln. Aber mit Beharrlichkeit kann man es dahin bringen, das helle Licht zu vertragen und die Ruhe zu genießen, die durch das Abdecken der Augen erzeugt wird.

Ratschläge für alternde Augen: Baden Sie die Augen in der Sonne oder in hellem Licht und machen Sie dabei den Elefantenschwung. Die körperliche Bewegung beruhigt die Nerven und steigert die angenehme Wirkung des Abdeckens der Augen. Lassen Sie sich das Abdecken der Augen auf keinen Fall langweilig werden und zwingen Sie sich nicht, stillzusitzen, wenn

Sie innerlich kribbelig sind und all die Dinge im Sinn haben, die Sie erledigen könnten, während Sie sich diese Erholung von zehn Minuten gönnen. Bedenken Sie, daß eine kleine Pause zur Entspannung ein Zeitgewinn ist. Nach dem wohltuenden Abdecken der Augen werden Sie Ihre Gedanken besser sammeln können, Ihre Leistungsfähigkeit ist erhöht und Sie brauchen weniger Zeit für Ihre Arbeit. Mit anderen Worten: Sie werden sich dann nicht geistig und körperlich „im Kreise drehen". Lassen Sie das Radio eine angenehme Musik, eine interessante Erzählung oder ein gutes Hörspiel vortragen, wenn Sie die Handteller über die sanft geschlossenen Augen so halten, daß sie wie eine weiche, warme, dunkle Schale auf ihnen liegen. Stützen Sie die Ellbogen auf ein Kissen, damit die Arme nicht ermüden. Geben Sie sich einer frohen Stimmung hin, denken Sie nicht an Unangenehmes. Seufzen Sie tief und nehmen Sie sich vor, Ihre Ruhepause richtig auszukosten.

Jetzt sind Ihre Augen zum Gebrauch bereit. Bedenken Sie:

1. Sie werden jetzt nicht krampfhaft versuchen, etwas Gedrucktes zu sehen; denn je mehr Sie sich anstrengen, desto eher werden Sie verwischt, schmerzhaft und undeutlich sehen.

2. Sie werden nicht künstlich mit Hilfe der Augenlider und Brauen versuchen, deutlicher zu lesen. Solche drückenden und verzerrenden Einwirkungen sind schlecht für die Augen und verhindern eine Besserung und dauerndes gutes Sehen.

3. Denken Sie daran, daß die Erinnerung an mangelhaftes und undeutliches Sehen die Sehkraft verschlechtert. Lassen Sie es deshalb nicht zu, daß Ihr Geist sich mit der Erinnerung an astigmatische Fehler abgibt. Schließen Sie statt dessen die Augen und denken Sie an etwas früher Geschehenes, das scharf und deutlich abgegrenzt war. Stellen Sie sich geistig auf vollkommenes Sehen ein.

4. Baden Sie die Augen in der Sonne oder im hellen Licht und decken Sie sie während des Übens mit den Händen oft zu. Ruhen Sie sich, wenn irgend möglich, aus, noch ehe Sie müde werden.

Jeder kennt den Spruch: „Vorbeugen ist besser als Heilen.“ Sagen Sie sich: Wenn Sie ausruhen, bevor Sie müde sind, werden Sie nie erschöpft sein.

5. Versorgen Sie sich mit bestem Licht, wenn möglich mit Sonnenlicht, sonst mit gutem Tageslicht oder einem gleichwertigen künstlichen Licht (siehe das Kapitel „Zentralisation und Licht“). Wenn Sie in der Sonne lesen, halten Sie das Buch so, daß es nicht blendet.

6. Machen Sie während des Lesens oft die geistigen Übungen; sie entspannen das Gehirn und lockern die gespannten Augenmuskeln.

Eine ausgezeichnete Vorbereitung für die Leseübungen ist, neben dem Sonnenbaden und Zudecken, die Kalenderübung im Kapitel „Steigerung des Weitsehens“. Wenn Sie mit dem kleinen Taschenkalender (Übung C) üben, wobei Sie von den kleinen Zahlen auf die großen, entfernten schauen, dann benutzen Sie im Anfang keinen zu kleinen Kalender, sondern einen, den Sie mühelos sehen können. Halten Sie ihn, wenn nötig, in Armesweite von den Augen entfernt. Im Lauf der Zeit, wenn Ihre Sehkraft zunimmt, werden Sie den Kalender nach und nach näher rücken können. Schauen Sie die „1“ auf dem Kalender in Ihrer Hand, dann die auf dem großen Kalender und schließlich wieder die kleine Zahl in der Hand an. Damit geben Sie dem verkürzten Augapfel Gelegenheit, sich zweimal zum Nahsehen zu verlängern und nur einmal weit zu sehen. Denken Sie daran, die Augen nach jeder „Rundfahrt“ zu schließen, einige Male zu schwingen und zu atmen. Lassen Sie die Augen jedesmal leicht auf den Zahlen ruhen, statt nach ihnen zu schnappen oder klares Sehen erzwingen zu wollen. Nehmen Sie den jeweiligen Eindruck gelassen hin, schließen Sie die Augen und stellen Sie sich die Zahl klar vor, so wie sie erscheinen m ü ß t e.

Lesen heißt, schwarze Zeichen auf weißem Grund – oder umgekehrt –, also den Gegensatz zwischen Schwarz und Weiß zu deuten. Wir wollen deshalb den Augen zunächst beibringen, das

Weiß wahrzunehmen, es zu sehen. Nehmen Sie die Karte Nr. 1 im Anhang dieses Buches und drehen Sie sie auf die weiße, unbeschriftete Rückseite. Halten Sie die leere, weiße Karte bei Sonnenschein oder hellem Licht vors Gesicht und wandern Sie mit den Augen, wobei Sie mit der Nase folgen, von einem Rand über die weiße Fläche hinweg zum andern Rand, hin und her. Haben Sie unbewußt die Karte weit weg gehalten? Versuchen Sie sie allmählich näher an die Augen heranzubringen, während Sie mit den Augen unentwegt über sie hin- und hergleiten. Unangenehm wird dies nicht sein, auch dann nicht, wenn Sie die Karte ganz nahe halten, denn Sie sehen nur das Weiß und stellen deshalb keinen Anspruch an Augen und Gehirn. Dennoch verlängert sich dabei der Augapfel, um sich auf die Nähe der Karte einzustellen.

Geben Sie sich keine besondere Mühe und strengen Sie sich nicht an; lassen Sie den Blick in aller Ruhe über die Karte hin- und hergehen. Bald werden Sie das richtige Gefühl dafür haben, wie „Weiß" aussieht. Schließen Sie die Augen und stellen Sie sich die Karte vor, während Sie immer noch mit den Augen darüber hin- und herfahren.

Die Zwischenräume zwischen den Zeilen: Wenn Sie die Augen wieder geöffnet haben, drehen Sie die Karte nach dem Text „Grundsätze des Augentrainings" um. Statt zu lesen, fahren Sie mit Nase und Blick über den weißen Zwischenraum zwischen den Zeilen der untersten Absätze mit winzig kleiner Druckschrift, vom einen weißen Rand zum andern. Entwickeln Sie dabei keinen Eifer, streifen Sie nur mit den Augen hin und her über den Zwischenraum und schließen und öffnen Sie die Augen wie vorhin bei der weißen Rückseite der Karte. Bald werden Ihnen die schmalen, weißen Streifen zwischen den klein gedruckten Zeilen wie winzige Schienen vorkommen. Vielleicht werden Sie die Druckseite zunächst ziemlich weit weg halten müssen; darüber soll Ihr Behagen entscheiden. Nie dürfen Sie das Sehen erzwingen wollen. Sie werden im selben Augenblick, da das Lesen leichter wird, die Karte unbewußt näher halten. Die Druckschrift müßte, je weiter unten Sie lesen, um so klarer werden. Der herrschenden Ansicht zum Trotz bedarf es weniger Anstrengung, eine kleine Schrift als eine große zu lesen: die Zwischenräume sind kleiner, die Anstrengung ist geringer. Vergessen Sie nicht, zu atmen und öfters leicht zu blinzeln. Achten Sie darauf, das Gewicht der schwerfälligen, herabhängenden Augenbrauen und der bleiernen Lider nicht auf dem Augapfel lasten zu lassen.

Fahren Sie mit den Augen die weißen Streifen in den Absätzen 6, 7 und 8 entlang, abwechselnd mit offenen und geschlossenen Augen. Versuchen Sie nicht, zu lesen. Atmen Sie. Dies ist keine Leseübung, sondern ein Mittel, die gespannten Muskeln zu lockern. Sobald der weiße Zwischenraum zwischen den Zeilen eines Absatzes klar und weiß hervortritt, gehen Sie zu den breit gesetzten Absätzen über, die weiter oben stehen. Setzen Sie das Hin- und Herfahren abwechselnd mit offenen und geschlossenen Augen fort und atmen Sie. Wenn Sie bei dem weitesten Zwischenraum ganz oben angelangt sind, werden Sie vielleicht genügend entspannt sein, um lesen zu können. Üben Sie langsam, bedächtig und sacht. Konzentrieren Sie sich auf den weißen Grund, nicht auf den Druck. Die Mühe, die es kostet, eine leere Fläche zu betrachten, ist so gering, daß der Brechungsfehler dabei schwächer auftritt oder sogar ganz verschwindet.

Sobald Sie soviel sehen, daß Sie lesen können, halten Sie die Karte in die Ihnen angenehme Nähe und fahren fort, den Kopf langsam von einer Seite nach der andern zu bewegen. Lassen Sie jedoch die Augen sich so schnell bewegen, wie sie wollen – je schneller man liest, um so kleiner ist die Anstrengung, um so weiter sind Sie von der Gewohnheit des Starrens entfernt. Einerlei, ob Sie Müdigkeit spüren oder nicht: schließen Sie am Ende jedes Absatzes oder auch öfter, wenn Sie das Bedürfnis haben, die Augen. Besinnen Sie sich dessen, was Sie eben gesehen haben. Atmen Sie und nehmen Sie die Übung wieder auf. Die Vorstellung unterstützt das Sehen; tiefes Atmen befreit von Spannungen.

Überprüfen Sie Ihre Sehgewohnheiten. Haben Sie Augenlider und Brauen heruntergepreßt, um beim Sehen nachzuhelfen? Na, na! Das wäre geschwindelt! Halten Sie die Augen weit offen. Wie weit? Nicht wie beim Starren weit aufgerissen. Stecken Sie die Nase hoch in die Luft und gleiten Sie mit dem Blick mehrmals über die Zimmerdecke von Wand zu Wand. Jetzt wissen Sie, wie weit „weit“ ist. Lesen Sie nun, die Augen ebenso weit offen, wieder die oberste Zeile.

Merken Sie sich den Unterschied zwischen einem Lidschlag und dem Schließen der Augen. Schauen Sie auf das erste Wort nach der Zahl „1“ auf der Karte und machen Sie einen Lidschlag, blinzeln Sie einmal leicht. Die Augen bleiben eingestellt, nur das Lid hat sich lediglich wie ein Vorhang gesenkt und gehoben. Schließen Sie nun sanft die Augen, atmen Sie und sehen Sie das Wort wieder an. Sie werden spüren, wie die Augen, als wären sie weit weg gewesen und hätten sich erholt, sich erneut auf die Nähe einstellen müssen. Versäumen Sie also nicht, öfters mit den Augen zu blinzeln und sie wenigstens am Ende jedes Absatzes zu schließen.

Wenn es Ihnen nicht ganz leicht fällt, diese einfachen Übungen mit häufigen Ruhepausen auszuführen, machen Sie sie mit einem Auge, bis die Augen stärker sind und Sie mit beiden zugleich üben können. Bevor Sie es mit beiden Augen versuchen, baden Sie sie in der Sonne, decken Sie sie zu und machen Sie die Übung mit der Metallscheibe, während Sie ausruhen.

Diese Übungen, wenn sie täglich sorgsam und mit Bedacht gemacht werden, können nicht verfehlen, die Augen zu entspannen. Setzt erst die Entspannung ein, dann besteht auch Aussicht auf anhaltende Besserung.

D i e H o h l r ä u m e i n d e n B u c h s t a b e n: Viele, denen das Lesen schwerfällt, kennen die Formen der Buchstaben nicht genau, aus denen die Wörter zusammengesetzt sind. Unbekannte Dinge zu erkennen ist immer schwer. Machen Sie, bevor Sie zur nächsten Übung übergehen, folgendes Experiment: Nehmen Sie

Bleistift und Papier und schreiben Sie, ohne auf der Druckseite nachzusehen, die Buchstaben des Alphabets auf, nicht in ihrer Handschrift und nicht die großen Buchstaben, sondern die kleinen, wie sie in den Wörtern auf dieser Buchseite vorkommen. Wenn Sie nicht mogeln, werden Sie, zehn zu eins gewettet, große oder handschriftliche Buchstaben mit denen der Druckseite durcheinanderbringen oder Sie werden sich an die Form manches Buchstabens nicht erinnern können. Stimmt es? Wie steht es mit „b", „q", „r", „g", „d", „1" – haben Sie sie richtig gemacht? Sie haben also jahrelang Wörter gelesen, die aus Buchstaben bestehen, mit denen Sie nicht vertraut sind. Nehmen Sie nun Karte Nr. 2 im Anhang dieses Buches und studieren Sie die kleinen Buchstaben. Machen Sie es auf folgende Weise, die sie Ihnen unauslöschlich einprägen wird:

Schauen Sie die weiße Rundung im „c" an. Sehen Sie sie sich noch einmal an und prägen Sie sich die Form des weißen Hohlraumes ein und gehen Sie dann zum „a" über. Betrachten Sie seine beiden Hohlräume. Schließen Sie die Augen und stellen Sie sie sich vor, schauen Sie sie mit offenen Augen wieder an und gehen Sie dann weiter zum „i". Schließen Sie wieder die Augen und stellen Sie sich den Buchstaben vor. Betrachten Sie das Weiß an der linken, dann an der rechten Seite und unter dem Punkt des „i". Setzen Sie die Übung fort, bis Sie das Blatt so weit heruntergelesen haben, wie es Ihre augenblickliche Sehkraft erlaubt. Jetzt werden Sie die Wörter auf der Karte Nr. 1 leichter lesen können. Versuchen Sie es mit dem ersten Absatz. Ist er jetzt nicht deutlicher?

Weigern sich etwa die Augäpfel, sich zu verlängern und sich auf das weiße Blatt in der Nähe einzustellen? Dann machen Sie folgende Übung:

Die Annäherungsübung

1. Decken Sie mit dem Handteller ein Auge so lose zu, daß es sich zusammen mit dem andern öffnen kann. Krümmen Sie die andere

Hand zusammen, wie ein Wahrsager es verlangt, wenn er die Linien lesen will.

2. Halten Sie die Hand in Armesweite und streifen Sie mit dem Blick hin und her über all die kleinen Linien.

3. Schließen Sie die Augen und fahren Sie im Geist fort, mit dem Blick über die Handfläche hin- und herzuwandern, und stellen Sie sich dabei die Linien vor, die Sie jeweils sehen.

4. Holen Sie tief Atem, rücken Sie die Hand näher, öffnen Sie die Augen und blicken Sie wieder über die Hand hin.

5. Wiederholen Sie: hin- und herschauen, Augen schließen, sich erinnern. Bringen Sie die Hand immer näher ans Gesicht, bis sie ganz nahe vor der Nase steht. Sie werden einige Linien noch immer mühelos sehen, weil Sie den Augapfel schrittweise verlängert haben.

6. Wiederholen Sie die Übung nun mit dem anderen Auge und der anderen Hand.

7. Und jetzt: Eine Ruhepause mit Sonnenbad und Zudecken der Augen.

8. Wiederholen Sie dann das Ganze mit beiden Augen zusammen. Sie müßten schon viel besser sehen können. W a r n u n g : Versuchen Sie jetzt, da Sie mit beiden Augen üben, nicht, die Hand so dicht vor die Nase zu halten, wie Sie es bei einem Auge getan haben; es kann Ihnen Unbehagen verursachen.

Wenn Sie diese Übung mit Erfolg gemacht haben, gehen Sie zur Fingerabdruckübung über.

Die Fingerabdruckübung

1. Decken Sie mit dem Handteller ein Auge zu. Strecken Sie den Arm aus und halten Sie die Spitze des Zeigefingers so vor sich, daß Sie mit dem andern Auge all die feinen Linien verfolgen können, für die sich die Fingerabdruckspezialisten interessieren.

2. Schließen Sie die Augen, stellen Sie sich die soeben gesehenen Linien vor und rücken Sie, ohne die Augen zu öffnen, den Finger um etwa drei Zentimeter näher.

3. Atmen Sie tief aus und öffnen Sie langsam die Augen, den Blick auf die Fingerkuppe gerichtet. Verfolgen Sie wieder all die winzigen Tastlinien, die sich dem Auge zeigen.

4. Wiederholen Sie das mit geschlossenen Augen und bringen Sie den Finger noch ein kleines bißchen näher an das Auge, ohne ein deutliches Sehen erzwingen zu wollen. Warten Sie, bis sich das Sehen von selbst einstellt.

Diese Übung verlängert langsam den Augapfel, indem sie die geraden Muskeln lockert und die schrägen Muskeln veranlaßt, sich zusammenzuziehen, wodurch der Augapfel verlängert wird, so daß man in der Nähe sehen kann. Die Übung ist leicht, da nichts gedeutet werden muß. Sie strengen sich also dabei nicht an, das Gehirn bleibt entspannt. Wenn Sie die Sonne auf die Fingerkuppe scheinen lassen, wird die Übung noch leichter sein. Diese einfache Übung kann, ohne daß es auffällt, zu jeder Zeit und überall gemacht werden und bewirkt eine allmähliche Lockerung des Augapfels.

Die Zahnstocherübung

Diese Übung soll das Zentralisieren fördern und das Auge lehren, einen einzigen winzigen Punkt für den Bruchteil einer Sekunde am besten zu sehen. Je kleiner der Punkt, der gesehen wird, um so vollkommener ist das Sehen. Bemühen Sie sich nicht, die Punkte klar zu sehen, lassen Sie sie von selbst deutlich werden; das kann geschehen, wenn Sie den Kopf von einem zum andern Punkt hin- und herwiegen.

1. Nehmen Sie zwei Zahnstocher, wenn möglich farbige. Suchen Sie einen roten und einen grünen heraus. Halten Sie den roten senkrecht in der linken Hand, den grünen ebenso in der rechten Hand, beide Hände etwa einen halben Meter auseinander.

2. Schließen Sie nun die Augen und wiegen Sie leicht den Kopf von einer Seite zur andern, richten Sie die Nase und die Gedanken erst auf die Spitze des einen Zahnstochers, dann auf die Spitze des andern.

3. Öffnen Sie die Augen und sehen Sie die eine, dann die andere Spitze an, während Sie viermal den Kopf hin- und herbewegen.

4. Die Augen wieder schließen, das Kopfwiegen fortsetzen und an das denken, was Sie eben gesehen haben, indes Sie die Zahnstocher näher zusammenrücken. Wenn sie Ihnen dann verwischt oder doppelt erscheinen, kümmern Sie sich nicht darum. Sie w i s s e n ja, wie scharf und deutlich die Spitzen sind; machen Sie sich also, sooft Sie die Augen schließen, eine klare Vorstellung von ihnen. Beim erneuten Öffnen der Augen kann es sein, daß Sie die Spitzen deutlicher sehen.

Achten Sie darauf, daß Sie sich das Gefühl, wie Sie die eine der kleinen Zahnstocherspitzen verlassen und zur andern hinüberwandern, genau einprägen. Jedesmal, wenn Sie die Augen für vier Kopfschwünge schließen, rücken Sie die Zahnstocher einander um drei Zentimeter näher, bis der Abstand zwischen ihnen nur noch so breit ist wie ein Zahnstocher. Können Sie nun immer noch Augen und Gehirn erst auf die eine, dann auf die andere Spitze einstellen? Lautet die Antwort ja, dann zentralisieren Sie richtig, und wenn Sie nun ein Buch zu lesen versuchen, wird der Druck aller Wahrscheinlichkeit nach deutlicher sein.

Bei allen diesen Übungen soll das Gefühl der Entspannung bewußt empfunden werden, denn Entspannung ist ein Gefühl. Bei feineren Arbeiten ist es nie ein Zeitverlust, die Augen kurz zu schließen und zu entspannen. Nach diesen Annäherungsübungen werden Sie vielleicht auf der Karte Nr. 2 weiter lesen können als Sie es je zuvor vermocht haben, oder länger in einem Buch.

Die Kunst des Lesens

Bereiten Sie die Augen für diese Übung durch Sonnenbad, Zudecken und Körperschwünge vor.

Wenn Ihre Sehfähigkeit sich so weit gebessert hat, daß Sie die Absätze 4 und 5 auf Karte Nr. 1 lesen können, dann dürfen Sie diese Übung machen.

Auf Karte Nr. 3 finden Sie einen gut lesbaren Artikel – „Die Kunst des Lesens" –, der auf den Lehren von Dr. med. William H. Bates fußt. Auf der Karte Nr. 4 steht, obwohl Sie ihn wahrscheinlich nicht lesen können, derselbe Artikel in mikroskopisch kleiner Druckschrift. Je kleiner die Schrift, um so weniger Anstrengung erfordert es, sie zu lesen. Das können Sie sich selbst und Ihren Augen beweisen.

Spielen Sie mit den beiden Karten ein wenig herum, während Sie sie bei gutem Licht, am besten Sonnenschein, nebeneinander halten.

1. Ziehen Sie rings um den großgedruckten Text einen „Rahmen", indem Sie mit Nase und Blick am weißen Papierrand auf der einen Seite hinaufgleiten, oben quer hinüber, an der andern Seite herunter und unten quer herüber. Machen Sie das einige Male und halten Sie sich streng an den weißen Papierrand, der den Text umgibt.

2. Wiederholen Sie dieses „Einrahmen" bei dem mikroskopischen Druck, bis der weiße Rand rings um die winzige Schrift scharf hervortritt.

3. Nun, da die Augen das richtige Gefühl für den weißen Grund bekommen haben, lassen Sie den Blick auf der Mitte der großen Druckschrift hin- und herwandern. Sie werden unregelmäßige weiße Streifen sehen, die sich vom weißen Grund allmählich abheben wie hervorleuchtende kleine Rinnsale oder Pfade. Spielen Sie mit ihnen einen Augenblick, lenken Sie die Aufmerksamkeit zwanglos hier- und dorthin.

4. Machen Sie nun dasselbe mit der kleinen Druckschrift auf der anderen Karte. Die gleichen Rinnsale oder Pfade weißen Grundes werden sich verkleinert vom Druck, so fein er auch ist, abheben.

5. Als nächstes zeigen Sie, von langsamem Wiegen des Kopfes begleitet, mit der Nase vom einen auf den andern weißen Rand und lassen den Blick an dem Weiß unter der in großer Druckschrift gesetzten Überschrift entlanggleiten; Sie werden die Wörter zählen können.

6. Wechseln Sie sofort zur kleinen Schrift über und zählen Sie auch da die Wörter des Titels.

7. Gleiten Sie mit dem Blick zur großen Druckschrift zurück, die jetzt ganz deutlich sein wird. Lesen Sie die Überschrift.

8. Sagen Sie die Wörter auf, während Sie mit dem Blick unter dem kleinen Druck hin- und hergleiten. Vielleicht nehmen die Wörter jetzt Gestalt an oder blitzen sogar klar auf. Wenn nicht, nehmen Sie es sich nicht zu Herzen; früher oder später werden sie es doch tun.

9. Sehen Sie sich den ersten Satz auf der Karte mit großer Druckschrift an – „Beim Lesen sollen Sie auf den weißen Zwischenraum ..." und sprechen Sie, während Sie sich der kleinen Schrift zuwenden, die Wörter aus, als würden Sie sie vom Blatt lesen. Lassen Sie aber keine Langeweile aufkommen, indem Sie an einem Satz zu lange klebenbleiben; versuchen Sie es mit dem nächsten Satz und so weiter. Es wird Ihnen vielleicht eine Erleichterung sein, wenn Sie als Lineal ein weißes Blatt unter die Zeile legen, die Sie gerade lesen; und spielen Sie mit den Wörtern. Spielen Sie wirklich mit ihnen! Kein Übereifer, keine Verbissenheit! Sie kennen ja die Wörter vom großen Druck her; tun Sie aber so, als würden Sie sie lesen. Bleiben Sie dabei passiv; lassen Sie die Wörter auf sich zukommen. Eines Tages, früher oder später, wenn Sie es am wenigsten erwarten, werden sie plötzlich aufblitzen, klar wie Riesenbuchstaben. Und wenn das geschieht, wird es den Augen ein wundervolles Gefühl sein; sämtliche Nerven des Körpers werden wie nie zuvor entspannt sein.

Die Konfettijagd

Bereiten Sie die Augen wie zum Lesen mit Sonnenbad und Zudecken vor.

1. Legen Sie ein gut beleuchtetes Blatt weißes Papier vor sich auf einen Tisch.

2. Streuen Sie einen Teelöffel bunte Konfetti auf das Papier.

3. Den Kopf leicht wiegend, lassen Sie den Blick langsam vom einen Rand des Papiers zum andern über die Konfetti hinweggleiten. Da Sie nichts sehen wollen, wird das Auge in müheloses Vibrieren versetzt.

4. Schließen Sie nun die Augen und stellen Sie sich die Farbe Rot vor: das Rot einer Geranie oder einer Fahne.

5. Die Augen öffnen, den Kopf leicht wiegen und all die kleinen roten Konfetti suchen und herausnehmen.

6. Schließen Sie die Augen und ruhen Sie sie aus, indes Sie vier- oder fünfmal den Kopf hin- und herwiegen. Diesmal denken Sie an etwas Grünes: an Kopfsalat, Gras oder Klee.

7. Öffnen Sie nun die Augen und suchen Sie all die grünen Konfetti heraus.

Die Übung kann mit sämtlichen Farben gemacht werden. Während Sie eine Farbe aussuchen, befassen Sie sich nicht mit irgend etwas anderem. Die Konzentration des Gehirns wird durch diese Übung gefördert. Die scharfe Einstellung des Gehirns auf einen Gegenstand ist der erste Schritt zur Zentralisation beim Sehen. Betrachten Sie die Suche nach den Farben als Spiel und betreiben Sie sie nicht, bis Sie müde oder gelangweilt sind. Während Sie die Konfetti suchen, beugen Sie sich näher zu ihnen hin. Dies gewöhnt das Auge daran, sich für das Nahsehen einzustellen. Wenn Sie genug von dem Spiel haben, decken Sie die Augen zu und ruhen Sie sie aus, dann nehmen Sie ein Buch her. Das Lesen wird nun viel schneller gehen und mit der halben Mühe wie vorher; der Druck wird schwärzer und deutlicher sein.

Übung für alterssichtige Augen

Sobald presbyopische oder alterssichtige Augen klar zu sehen und die mikroskopische Druckschrift aus nächster Nähe zu lesen vermögen, ist die Leistung der eines normalen Auges gleich. Die mikroskopische Schrift ist also ein guter Maßstab für den erreichten Fortschritt. Zur Vorbereitung für die folgende Übung sehen Sie sich die Formen der kleinen Buchstaben des Alphabets wieder an und lernen Sie sie auswendig. Schreiben Sie in Druckschrift die kleinen Buchstaben auf und vergleichen Sie sie mit jenen auf der Karte Nr. 2, verbessern Sie sie gegebenenfalls, so daß Sie genau wissen, wie jeder von ihnen aussieht, und Sie sie mit den großen oder handschriftlichen nicht verwechseln. Sie werden sich womöglich wundern, wie wenig Sie mit den Buchstaben der Druckschrift vertraut sind, die Sie täglich lesen.

1. Haben Sie gelernt, die Absätze 6 und 7 auf der Karte Nr. 1 zu lesen, können Sie die mikroskopische Schrift darunter jedoch nicht lesen, so benutzen Sie ein Vergrößerungsglas oder lassen Sie sich den Text von jemandem diktieren, der bessere Augen hat als Sie. Schreiben Sie mit Bleistift den Text sorgfältig und groß genug auf, um ihn mühelos sehen zu können. Schreiben Sie ihn Zeile für Zeile so ab, daß die Absätze auf dem von Ihnen geschriebenen Blatt genauso eingeteilt sind wie der gedruckte Text auf der Karte.
2. Bereiten Sie die Augen zum Lesen vor mit Sonnenbad und Zudecken und sorgen Sie für gutes Licht oder Sonnenschein auf der Karte.

3. Lesen Sie die ersten vier oder fünf Wörter des von Ihnen geschriebenen Absatzes. Versuchen Sie es noch nicht mit einem ganzen Satz; es wird Ihnen leichter sein, sich kurze Teile eines Satzes vorzustellen. Die leichteste ist immer die beste Art.

4. Schließen Sie die Augen und vertauschen Sie im Geist diese vier oder fünf handgeschriebenen Wörter mit gedruckten; stellen Sie sich genau die Form jedes gedruckten Buchstabens vor, während Sie die Handschrift in Druckschrift „übersetzen“.

5. Holen Sie tief Atem und öffnen Sie, während Sie ausatmen, die Augen, den Blick auf den ersten Satz der mikroskopischen Schrift gerichtet, den Sie abgeschrieben haben. Lesen Sie die Wörter, die Sie im Geist in Druckschrift geschrieben haben. Sprechen Sie die Wörter, ganz gleich ob Sie sie sehen oder nicht. Die Druckschrift kann plötzlich aufblitzen. Tut sie es nicht, so bekümmern Sie sich deshalb nicht.
6. Wiederholen Sie dasselbe mit einem Teil des nächsten Satzes und seien Sie bemüht, sich die Form jedes Buchstabens genau vorzustellen, während Sie ihn von der Handschrift in Druckschrift verwandeln.
7. Haben Sie erst einmal ein halbes Dutzend Sätze so durchgearbeitet, werden Sie sich die gedruckten Wörter deutlich vorstellen können, und während Sie mit dem Blick über sie hinweggleiten, werden sie vielleicht anfangen, klar vor Ihren Augen aufzublitzen.
8. Decken Sie die Augen zum Ausruhen am Ende jedes Satzes zu und lassen Sie sie anschließend von der Sonne oder hellem Licht bestrahlen; dann nehmen Sie sich einen Teil eines neuen Satzes vor.
9. Sollten Sie am ersten Tag keinen Erfolg mit dieser Übung erzielen, so verlieren Sie nicht den Mut. Versuchen Sie es eine Woche später wieder; mittlerweile stärken Sie die Sehkraft durch die vielen anderen Entspannungsübungen.

Gelingt es Ihnen erst einmal, die mikroskopische Schrift zu lesen, so ist das ein Zeichen, daß Sie gelernt haben, die Augen vollkommen zu entspannen; das Lesen normaler Druckschrift wird Ihnen kein Problem mehr sein. Wenn Sie täglich einen Absatz der mikroskopischen Schrift lesen, werden die Augen für das Nahsehen gestärkt, und Sie erhalten ihnen die Kraft, normale Druckschrift lesen zu können.

Das Vorstellungsbild

Nehmen Sie in beide Hände einen weichen Gummiball. Drücken Sie ihn von vorne und hinten flach zusammen. Lassen Sie ihn sich wieder rund ausdehnen. Drücken Sie ihn nun rings um die Mitte zusammen, so daß er sich nach vorn und hinten in die Länge dehnt. Lassen Sie ihn wieder rund werden. Beobachten Sie, wie die Form des Balls sich von der eines Krapfens in die eines Eis umwandelt. Machen Sie dies mehrmals im Rhythmus, während Sie laut sagen:

Drück ihn flach von vorn und hinten,
Laß ihn wieder rund werden.
Drück ihn lang nach vorn und hinten,
Laß ihn wieder rund werden.

Stellen Sie sich nun die Form vor, die der Ball unter dem Druck annimmt. Sie kennen das Gefühl in den Fingern, wenn Sie den weichen Gummi einmal in die Breite, dann in die Länge drücken. Legen Sie nun den Ball weg. Lassen Sie die Hände locker in den Schoß fallen, die Handflächen nach oben. Wiederholen Sie im Geist, die Augen geschlossen, diese Übung und sprechen Sie dabei wieder die Worte:

Drück ihn flach von vorn und hinten,
Laß ihn wieder rund werden.
Drück ihn lang nach vorn und hinten,
Laß ihn wieder rund werden.

Erinnern Sie sich währenddessen an das Gefühl des weichen Gummiballs und an die flache, dann an die längliche Form, die er annimmt.

Wenn Sie nach dieser Gedächtnisübung die Augen öffnen, werden sie entspannt und ruhig sein und das Sehen klarer, sowohl in der Nähe wie in der Entfernung.

Andere Übungen für alterssichtige Augen

Manche Menschen klagen darüber, da sie die Wörter zwar gut sehen können, wenn sie, um das Sehen zu bessern, ohne Augengläser zu lesen anfangen, daß ihnen aber jedes Wort oder sogar jeder Buchstabe doppelt, dreifach und auch mehrfach erscheint.

Eine Frau mit solchen Augen sagte einmal, als sie den Mond ansah: „Ja, ich sehe ihn zwölfmal hell!“ Dieses Mehrfachsehen eines Gegenstandes hat nur eine Ursache: Übereifer, der in Verkrampfung ausartet. Man hat mit Gewalt zu sehen versucht. Es ist aber sehr viel leichter, ohne Anstrengung zu sehen. Nachstehende Übung bringt dies dem Auge bei und verschafft ihm das wohltuende Gefühl entspannten Sehens.

Die „look“-Übung

Übung A:

1. Bereiten Sie die Augen durch hundert Elefantenschwünge vor, wie es auf Seite 31 vorgeschrieben ist; dann setzen Sie sich mit der Karte Nr. 5 hin, die Sie im Anhang dieses Buches finden.

2. Decken Sie die Augen zu und denken Sie an etwas Angenehmes. Lassen Sie die Augen zugedeckt, bis ein weiches, leichtes Gefühl sie durchströmt, bis die Lider entspannt sind, das Gewicht der Augenbrauen leichter und den Augen selbst wohl ist. Denken Sie während der ganzen Übung daran, zu atmen.

3. Entfernen Sie die Hände von den Augen und betrachten Sie das oberste Wort „look“. Schließen Sie dann die Augen und stellen Sie sich das Wort vor mit seinen beiden kleinen „o“ zwischen dem „l“ und dem „k“. Die Augen noch geschlossen, gleiten Sie im Geist mit dem Blick vom „l“ zum „k“. Die beiden „o“ rutschen vorbei. Lassen Sie sie vorbeirutschen; erinnern Sie sich nur an den kleinen weißen Hohlraum in ihrer Mitte.

4. Öffnen Sie die Augen und gleiten Sie mit ihnen vom „l“ zum „k“, oben auf der Karte Nr. 5. Für einen Augenblick wenigstens müßte Ihnen das Wort klar und nur einmal erscheinen.

5. Schließen Sie die Augen und schwingen Sie den Kopf, atmen Sie in regelmäßigen Zügen. Öffnen Sie die Augen und sehen Sie sich abwechselnd und in rascher Folge den runden weißen Grund an, der sich aus dem einen, dann aus dem anderen „o“ hervorhebt. Die Augen und Augenlider sollen entspannt, der Blick soll leicht

sein, indes er sich von einem zum andern „o“ sechsmal hin- und herbewegt. Dann ruhen und schwingen Sie. Wiederholen Sie diese Übung sechsmal.

6. Schließen Sie die Augen und blicken Sie im Geist von einem „o“ zum andern hin und her. Ein leichtes Kopfwiegen, als zeigten Sie mit der Nase von einem zum andern „o“, wird der Erinnerung an den weißen Hohlraum nachhelfen.

7. Wiederholen Sie das nun mit geöffneten Augen und achten Sie darauf, die Augenlider nicht zusammenzukneifen oder zu schnell zu blinzeln, was auf dasselbe herauskommt.

8. Sobald Sie ein Aufblitzen guten Sehens beim obersten „look“ wahrnehmen, lassen Sie den Blick kurz auf das zweite „look“ fallen und wiederholen Sie dort dasselbe erst mit geschlossenen, dann mit geöffneten Augen, bis das Wort deutlich ist. Dann weiter zum dritten Wort und so fort.

9. Wenn Sie einige Wörter deutlich gesehen haben, senken Sie schnell den Blick auf die Druckzeilen ganz unten auf der Karte. Sie werden sie jetzt leichter lesen können. Wenn nicht, decken Sie die Augen zu, ruhen Sie sie aus und üben Sie dann weiter. Machen Sie diese Übung bei gutem Licht zweimal täglich.

Übung B:

Wollen Sie die „look“-Übung variieren, so versuchen Sie folgendes:

1. Stellen Sie sich mit geschlossenen Augen das größte „look“ vor. Machen Sie im Geist ein kleines, schwarzes Pünktchen ein wenig links des „o“. Treiben Sie das Pünktchen, als bewege es sich auf einem Gleis, rings um das „o“ herum.

2. Öffnen Sie die Augen und stellen Sie sich vor, Sie machten dasselbe mit den Augen; fahren Sie mit dem Blick rings um das „o“ herum.

3. Dasselbe zweimal beim zweiten „o“ mit geschlossenen, dann mit geöffneten Augen wiederholen. Wenn Sie es ganz bequem tun, wird sich die Schrift klären.

4. Wiederholen Sie die Übung mit den „o“ der kleineren Wörter. Gehen Sie die Reihe so weit herunter, wie Sie es ohne Anstrengung tun können.

Übung C:

Diese Übung stellt höhere Ansprüche an den Geist, ist aber, wenn man sie beherrscht, sehr wirksam und deshalb der Mühe wert.

1. Verdecken Sie die „look“-Karte mit einem leeren, weißen Blatt Papier, so daß nur das oberste „look“ zu sehen ist.
2. Prägen Sie sich jeden Buchstaben dieses größten „look“ ein. Schließen Sie die Augen und besinnen Sie sich genau auf das Wort, insbesondere auf seine Größe und Formen, auf den Abstand zwischen den Buchstaben und deren Einteilung auf der Karte sowie auf das Weiß in der Mitte der beiden „o“.
3. Öffnen Sie die Augen, schauen Sie auf die leere, weiße Fläche unter dem „look“ und sehen Sie, ob Sie sich Größe, Form und Abstand der Buchstaben ebenso wie mit geschlossenen Augen vorstellen können. Ist dies nicht der Fall, so wiederholen Sie die Übung und stärken Sie Ihr Gedächtnis.
4. Wenn es Ihnen mit dem größten „look“ gelingt, üben Sie ebenso mit dem zweitgrößten.

Der Sinn dieser Übung ist, das Gedächtnis so zu trainieren, daß es ebensogut bei geschlossenen wie bei offenen Augen arbeitet. Bessern Sie das Gedächtnis, wird auch das Sehen besser, und der kleine Druck unten auf der Karte wird Ihnen deutlicher erscheinen.

Das Heraufbeschwören eines Vorstellungsbildes

Hier haben Sie ein Beispiel für ein gutes Vorstellungsbild, das Sie sich während des Zudeckens der Augen machen können.

In Arizona gibt es einen unterirdischen Fluß, der von einer Erdölgesellschaft zufällig angebohrt wurde, die einen Schacht in die Erde senkte.

Stellen Sie sich vor, Sie sind eingeladen, die Grube zu besichtigen. Sie werden von einem Begleiter zum Förderkorb geführt, der in den Schacht einfährt. Sie halten sich am Griff vor dem Sitz fest. Der Motor wird eingeschaltet. Langsam fährt der Förderkorb hinab. Es brennt kein Licht, während Sie sacht in die Tiefe hinabsinken. Das Tageslicht verschwindet, es wird dunkler, immer dunkler. Zum erstenmal erleben Sie eine totale Finsternis. Sie hören das Knarren des Förderkorbes, der immer tiefer in die Erde hinabgelassen wird. Der Geruch feuchter Erde umgibt Sie. Schließlich setzt der Korb mit einem Stoß knirschend auf dem steinigen Boden auf und steht still.

Sie steigen aus und werden durch einen stockdunklen Stollen geführt. Bald hören Sie vor sich Wasser rauschen, immer näher. Sie gehen etwa fünfundsiebzig Meter weiter und plötzlich wissen Sie, daß Sie am Fluß angekommen sind. Nur mit dem Gehör stellen Sie fest, daß Sie sich nicht mehr in dem finsteren Stollen, sondern in einer großen Höhle befinden. Sie hören das Wasser murmeln und plätschern, die Höhlendecke wirft den Schall zurück. Wie Geflüster hört sich Ihr Schritt an im Sand; Sie wissen, Sie stehen nun dicht vor dem Wasser, denn Sie vernehmen seinen leisen Wellenschlag zu Ihren Füßen. Nie haben Sie eine so tiefe Finsternis erlebt; sie ist feucht, kühl und samtschwarz, von einem Schwarz, das so dicht zu sein scheint, als könnten Sie es mit Händen greifen. Jetzt wird ein anderes Geräusch hörbar. Stromaufwärts, von weit her, tönt ein leiser Rhythmus. Dem Geräusch des Wassers gleicht er nicht, er klingt vielmehr wie ein dumpfes Ächzen, das nur von der Stille unterbrochen wird. Der Rhythmus wird deutlicher, als komme er von stromaufwärts näher. Er läßt Ihrem Gedächtnis keine Ruhe. Jetzt wissen Sie, was es ist: das Geräusch von Riemen in den Dollen. Jemand rudert diesen Strom abwärts. Sie horchen gebannt. Jetzt hören Sie das Aufklatschen der Riemen, wenn Sie ins Wasser tauchen, dann das schwere Knarren in der Gabel, wenn sie das Boot vorwärtstreiben. Und nun dringt ein schwaches Sausen ans Ohr; die Riemen fahren durch die Luft über das Wasser. Das Geräusch kommt immer näher. Bald wird das Boot bei Ihnen

sein. Sie horchen gespannt hin, um Riemenschlag und Echo zu unterscheiden. Das Boot ist nun ganz nahe. In diesem Augenblick, sagen Ihnen die Ohren, steht es unmittelbar vor Ihnen; Sie können das Wasser von den Riemen tropfen hören.
Schon entfernt sich das Boot, das von der schnellen Strömung und den Riemenschlägen stromabwärts getrieben wird. Mit jedem Riemenschlag wird das Geräusch leiser, obgleich Sie es immer noch hören können. Jetzt ist das Boot verschwunden. Wieder klingen das Säuseln und Geflüster des Wassers, das Echo von der steinernen Höhlendecke her und der leichte Wellenschlag zu Ihren Füßen. Sie bleiben noch einige Minuten stehen, schwelgen in diesem seltsamen Erlebnis. Dann begleitet man Sie zum Förderkorb zurück, der langsam in die Höhe steigt. Während des Aufwärtsfahrens wird es allmählich heller. Die Farbe der Steinwände des Schachts wird wieder sichtbar, Sie können das Gesicht Ihres Begleiters erkennen, und dessen Züge werden deutlicher. Dann steigen Sie aus dem Förderkorb und stehen in dem hellen, warmen Sonnenschein der Wüste Arizonas.

Weitsichtige Augen

Viele weitsichtige Menschen sehen sowohl in der Ferne wie in der Nähe ausgezeichnet; beides aber bereitet ihnen Unbehagen, da jeder Blick sie anstrengt, einerlei ob nah oder fern. Dieses Unbehagen kann mit derart qualvoller Anstrengung und Nervenanspannung verbunden sein, daß die Augen und oft auch die Betreffenden selbst davon schwer angegriffen sind. Diese Menschen haben also von ihren gesunden Augen und ihrem guten Sehvermögen gar nichts.
Ein Grund für diesen scheinbar rätselhaften Zustand ist die Tatsache, daß solche Augen unbeweglich und starr sind. Das heißt, sie verstehen nicht, mit ihrem Blick über einen Gegenstand, eine Landschaft oder über einen Buchtext zu wandern. Wenn auch das Sehen selbst nicht gestört ist, bedeutet entspanntes Sehen eine

Erlösung für solche Augen. Um sich dies anzugewöhnen, versuche man folgende Übung:

1. Nehmen Sie wieder die Karte Nr. 1 und stellen Sie sie auf den Kopf.

2. Halten Sie die Karte etwa fünfzehn Zentimeter von der Nasenspitze entfernt und richten Sie Ihre Aufmerksamkeit auf das letzte Viertel des Textes.

3. Drehen Sie die Nase zu dem linken weißen Blattrand der Karte und fahren Sie mit dem Blick über die weißen Zwischenräume, indem Sie den Kopf drehen, bis die Nase auf den Blattrand rechts zeigt. Schauen Sie nicht auf den Text, das stört Sie nur. Sehen Sie nur auf die weißen Zwischenräume, denn es strengt nicht an, eine glatte Fläche, nah oder fern, zu betrachten.

4. Wiederholen Sie das Hin- und Hergleiten über die weißen Zwischenräume viermal in jeder Richtung, ohne auf die Druckzeilen zu achten.

5. Schließen Sie die Augen und wiederholen Sie viermal das Hin- und Hergleiten, wobei Sie sich die weißen Zwischenräume vorstellen.

6. Setzen Sie dies viermal mit geschlossenen und viermal mit offenen Augen fünf Minuten lang fort und denken Sie daran, rhythmisch zu atmen.

7. Stellen Sie die Karte nun richtig hin und beginnen Sie zu lesen. Es wird leichter gehen, denn die Augen haben angefangen, sich zu bewegen oder zu vibrieren, statt zu starren. Diese Übung bringt die Augen in Bewegung, statt daß sie den Text stückweise starr aufnehmen.

Derart weitsichtige Augen stehen, obwohl sie gut sehen, unter einer solchen Spannung, daß sie beim Herumblicken erst lernen müssen, zu sehen und das Gesehene wahrzunehmen. Menschen mit solchen Augen kann es passieren, daß sie von einem Raum nicht sagen können, wie seine Einrichtung ausgesehen habe oder wie irgendwelche Leute gekleidet waren, obgleich ihr Sehvermögen es ihnen hätte ermöglichen müssen, alles wahrzunehmen.

Die Mutter eines kleinen Mädchens, das solche Augen hatte, erzählte, es komme oft vor, daß sie ihr Töchterchen in ein anderes Zimmer schicke, etwas zu holen. Das Kind laufe gehorsam hin, drehe sich dreimal um und komme zurück mit der Erklärung, es könne nichts finden. Nach eingehender Untersuchung stellte sich heraus, daß dem Kind beim Suchen die Augen so weh taten und es so nervös wurde, daß es, um der Qual zu entgehen, nur so tat, als ob es suche. Für einen Menschen mit normalen Augen wird sich diese Geschichte arg übertrieben anhören, aber wer selbst an ähnlichen Anstrengungen leidet, wird dieselbe Erfahrung gemacht haben.

Einem Mann mit dem gleichen Leiden gab man einen Stoß von zwanzig Ansichtskarten in die Hand, jede mit einem erläuternden Text darunter. Er wurde gebeten, sich die Karten der Reihe nach, jedes Bild und jeden Text, anzusehen. Er tat es sehr schnell und legte die Karten weg. Obwohl er jede Karte gesehen hatte, war er nicht imstande, sich auch nur an ein Drittel der Bilder zu erinnern, als ihm die Texte vorgelesen wurden. Seine Augen hatten wohl gesehen, sich aber die Bilder nicht gemerkt, weil die Anstrengung des Schauens so unerträglich war, daß Auge und Gehirn nicht zusammengearbeitet hatten. Einfacher ausgedrückt: der Besitzer der Kamera hatte den Film nicht entwickelt.

Eine gute praktische Übung für solche Augen ist, sich einen ganzen Tag hindurch alles Rote, was einem vor Augen kommt, zu merken und genau zu betrachten: Dinge auf der Straße, im Haus, die Kleider der Menschen, die man trifft. Der nächste Tag kann der Farbe Blau gewidmet werden: in Gärten, Wohnungen, an Autos und so weiter, und so kommt jeden Tag eine andere Farbe an die Reihe.

Die Wirksamkeit dieser Übung wird erhöht, wenn Sie jeden Abend aufschreiben, was Sie sich gemerkt haben.

Sie werden wahrscheinlich die Ausrede aller Menschen vorbringen, die unter dem Druck starker Spannungen stehen: „Aber ich habe

keine Zeit, alle diese Entspannungsübungen zu machen. Ich bin mit Arbeit zu überlastet."
Wir vertun aber viel Zeit, indem wir uns im Kreise drehen; wir versäumen, unsere eigenen Möglichkeiten zu verwirklichen, weil wir nicht klar und geordnet denken. Um entspannt und ruhig zu sehen, braucht man nicht mehr Zeit als mit verzerrtem Gesicht und angestrengten Augen. Bedenken Sie, daß wir eher durch Überanstrengung als durch tatsächliche Leistungen ermüden. Wenden Sie also alles, was Sie über entspanntes Sehen erfahren haben, täglich und gewissenhaft während der Arbeit an, einerlei, wie sehr Sie auch in Anspruch genommen sein mögen. Ihre Kraft und Ihre Nerven werden dann, ohne sich zu erschöpfen, an Ausdauer gewinnen und Ihnen ermöglichen, den Tag im Gefühl des Wohlbefindens zu beenden.
Machen Sie es sich zur Gewohnheit, gelassen zu schauen, mit einem weichen Gefühl in den Augäpfeln, und Sie werden die Leistungsfähigkeit der Augen ohne Beschwerden steigern können. Zudem werden Sie mehr schaffen; denn sind die Augen entspannt, ist es auch das Gehirn, und der Geist ist ungehemmt, das Denken klar und geordnet. Schöpferisches Denken ist nur dann möglich, wenn das Gehirn entspannt ist.

Die Vorstellung von Bewegungen

Um bei weitsichtigen Augen das Gefühl der Bewegung hervorzurufen, führen Sie folgenden Schwung aus:

Der Korridorschwung

1. Stellen Sie sich, die Füße parallel etwa 35 cm voneinander entfernt, in dieselbe Ausgangsstellung wie beim Elefantenschwung auf Seite 31. Heben Sie die Arme hoch, die Handteller einander zugekehrt, etwa 25 cm auseinander. Arme und Handteller bilden so einen Korridor, durch den Sie hindurchschauen.

2. In dieser Haltung drehen Sie sich nun langsam von einer Seite zur anderen, wobei die gestreckten Arme einen Halbkreis beschreiben. Richten Sie Ihre Aufmerksamkeit auf den Teil des Raumes, der zwischen Ihren Fingerspitzen liegt, während sie von links nach rechts wandern. Es wird Ihnen vorkommen, als ob Ihre Umgebung an Ihnen vorbeiziehe.

3. Üben Sie diesen Schwung, bis Sie wirklich das Gefühl haben, die Welt ziehe an Ihnen vorüber.

4. Jetzt lassen Sie die Arme schlaff herabhängen und halten die Schultern bequem und locker. Schwingen Sie so weiter, bis Sie dasselbe Gefühl der Bewegung bekommen, das Sie vorher beim Schauen durch den „Korridor" Ihrer Arme hatten – daß die Welt an Ihnen vorbeiziehe.

Machen Sie sich diese Übung nicht zur sauren Pflicht. Sie gleiten an der Umwelt vorbei – die Umwelt zieht an Ihnen vorbei, hin und her, indes Sie sich im Halbkreis schwingen.

Das Gefühl der Bewegung ist der erste Schritt zur Lockerung steifer, bewegungsfauler Augen. Es bringt das Auge zum Vibrieren. Da das Vibrieren eine unwillkürliche Tätigkeit ist, werden Sie es mit dem Willen nicht erzwingen können. Versuchen Sie nicht, das Vibrieren wahrnehmen zu wollen; eine unwillkürliche Tätigkeit läßt sich nicht feststellen. Die Gewähr, daß die vibrierenden Bewegungen des Auges stattfinden, gibt Ihnen das rasche Vorbeiziehen der Umwelt.

Hochschwingen, Tiefschwingen

Zweck der Übung

1. Aus diesem Schwung werden Sie manche Vorteile ziehen. Menschen mit schweren Augenbrauen, die auf das Lid drücken und den Augapfel belasten, bringen durch ihn ihre Brauen in die richtige Lage.

2. Wer zu Übelkeit beim Fahren oder zu Seekrankheit neigt, erhält durch ihn das Gefühl der Bewegung, wodurch die Verkrampfung, die die Übelkeit verursacht, schwindet.

3. Sobald es wirklich das Gefühl der Bewegung hat, beginnt das Auge mehr als gewöhnlich zu wandern.

4. Der Schwung trägt dazu bei, daß der Kopf richtig über der Wirbelsäule balanciert wird.

Ausführung

1. Halten Sie einen langen Bleistift beim stumpfen Ende waagerecht vors Gesicht, etwa zwanzig Zentimeter von der Nasenspitze entfernt. Bewegen Sie den Bleistift nicht.

2. Schließen Sie die Augen und schwingen Sie den Kopf leicht nach hinten, bis die Nase auf die Zimmerdecke zeigt, dann nach vorn, bis die Nase auf den Boden zeigt. Indes der Kopf nach hinten schwingt, scheint der Bleistift unter Kinnhöhe zu sinken. Geht der Kopf vorn hinunter, scheint der Bleistift bis über die Stirnhöhe zu steigen. Üben Sie mit geschlossenen Augen, bis Sie sich die Bewegung des Bleistifts richtig vorstellen können.

3. Öffnen Sie die Augen, während Sie das sachte Schwingen des Kopfes fortsetzen, und kümmern Sie sich um den Bleistift nur insoweit, als Sie sich bewußt sind, daß er an Ihrem Blick vorbei hinauf- und hinuntersteigt.

4. Denken Sie und sprechen Sie die Worte: „Der Bleistift fällt, der Bleistift steigt.“ Machen Sie vier Kopfschwünge jeweils mit offenen und geschlossenen Augen.

5. Legen Sie nun den Bleistift weg und halten Sie an seiner Stelle die beiden Zeigefinger waagerecht, Spitze an Spitze. Auch sie scheinen sich zu senken und zu steigen, indes Sie den Kopf hinauf- und hinunterschwingen.

6. Beachten Sie, wie das Zimmer, soweit Sie es sehen können, sich mit dem Bleistift oder den waagerecht gehaltenen Fingern den Kopfschwüngen entgegengesetzt zu bewegen scheint.

Machen Sie diesen Schwung täglich, auch dann, wenn die Augen gespannt und die Lider schwer sind. Sie werden nicht nur besser aussehen, sondern auch merken, wie die Spannung sich löst und wie Sie Ihre Augen freier gebrauchen können.

Die Schlaflosigkeit

Menschen, die an dieser Art von Weitsichtigkeit leiden, schlafen selten gut. Es kann Stunden dauern, bis sie in Halbschlaf sinken, um beim geringsten Geräusch wieder wach zu werden. Sie wälzen sich womöglich bis zum Morgengrauen herum, um sich dann erschöpft durch den Tag zu schleppen. Viele von ihnen haben sogar seit Jahren ohne Schlafmittel nicht schlafen können. Diesen armen Menschen wird es eine Beruhigung sein zu wissen, daß nachstehende Entspannungsübungen ihnen helfen werden. Indes ihre Nerven ruhig sind und die Sehfähigkeit sich infolgedessen bessert, werden sie feststellen, daß der friedliche Schlaf eine ebenso selbstverständliche Funktion ist wie das Atmen.

Die Entspannung der fünf Sinne

Wenn Menschen, denen das Lesen Schwierigkeiten bereitet, folgende Übungen machten, würden sie einen hohen Grad von Entspannung erreichen.

Alle fünf Sinne – Sehen, Hören, Riechen, Schmecken, Fühlen – sind an derselben Schaltstelle des Nervensystems miteinander verbunden. Ist einer der Sinne überspannt, so sind es auch die anderen, ihre Funktion ist gehemmt, die Intensität vermindert. Ist einer der Sinne entspannt, so sind es alle und nehmen an Schärfe zu. Vergegenwärtigt man sich Eindrücke, die durch die Sinne aufgenommen worden sind, entspannt man sämtliche Sinnesorgane und verstärkt alle Sinnesempfindungen. Dasjenige Sinnesorgan, das am stärksten ist, kann durch die Einbildungskraft und die

Erinnerung angeregt werden; die schwächeren Sinne reagieren darauf mit verbesserter Tätigkeit. Zum Beispiel:

1. Wenn Sie schwerhörig sind, dafür aber gut sehen, halten Sie sich einen Wecker nahe ans Ohr. Hören Sie das Ticken nur leise? Setzen Sie sich bequem hin, schließen Sie die Augen und halten Sie die Ohren mit den Händen zu, damit Ihre Vorstellungsbilder durch nichts gestört werden. Stellen Sie sich deutlich und in allen Einzelheiten folgendes vor:

   a) tiefblaues Wasser, belebt von den weißen Segeln kleiner Boote,
   b) das dunkle Mattgelb reifer, im Winde wogender Getreidefelder,
   c) das goldene Licht der untergehenden Sonne,
   d) das Blau des Rittersporns,
   e) das Weiß schneebedeckter Berge,
   f) das Purpur und samtne Gold der Stiefmütterchen.

Nun horchen Sie wieder auf die Uhr. Ist das Ticken nicht ein wenig deutlicher? Sie werden nun nicht nur besser hören, sondern auch klarer sehen.

2. Versuchen Sie es jetzt mit dem Tastsinn und stellen Sie sich vor:

   a) wie Seide sich anfühlt, wenn Sie darüber streichen,
   b) wie Sie mit den Fingern über eine wollene Strickjacke gleiten,
   c) wie Sie glatt poliertes Holz leicht berühren,
   d) wie kühl und leicht sich Aluminium anfühlt, wenn Sie es aufheben,
   e) wie rauh eine Eisenstange ist,
   f) wie Sand durch die Finger rieselt.

Sind nicht, wenn Sie die Augen öffnen, alle Farben lebhafter, ist nicht das Ticken der Uhr lauter?

3. Nun atmen Sie einmal tief, schließen Sie die Augen, halten Sie sich die Ohren zu und erinnern Sie sich an Geräusche:

   a) an das Sirren von Kolibriflügeln,
   b) das Knirschen von Schnee unter den Schuhsohlen,

c) das Aufklatschen der Wellen ans Ufer,
d) das Zirpen der Grillen in den Hecken zur Dämmerstunde,
e) das Geläut der Kirchenglocken in den stillen Morgenstunden,
f) an eine ferne Kuhglocke.

Wenn Sie die Augen öffnen, werden Sie besser sehen und hören.

4. Die gleiche Entspannung kann durch die Erinnerung an Gerüche und Düfte herbeigeführt werden:

a) an frisch gemähtes Heu,
b) den Wald nach dem Regen,
c) den Duft einer Rose,
d) frische Märzveilchen,
e) einen Truthahn im Bratofen,
f) heißen Kaffee.

Sind durch diese Erinnerungen das Sehen und das Gehör nicht kräftiger geworden?

5. Wenn Sie Hunger haben, wird er sich durch Geschmacksvorstellungen verstärken. Denken Sie an:

a) einen dicken, saftigen Braten,
b) heißen Obstkuchen,
c) Pralinen,
d) Streuselkuchen,
e) Pfefferminzplätzchen,
f) Erdbeerkuchen.

Wenn Sie sich den Geschmack dieser Dinge ganz ernstlich vergegenwärtigt haben, wird Ihnen nicht nur das Wasser im Munde zusammenlaufen, sondern auch das Sehen und das Gehör werden angeregt sein.

Ratschläge fürs Lesen für alle Augen

Wie soll man ein Buch oder eine Zeitung beim Lesen halten?

Viele Menschen haben die schlechte Gewohnheit, sich ein Buch auf den Schoß oder auf die Knie zu legen und den Kopf über den

Text zu beugen. Dadurch wird der Blutkreislauf abgeschnürt und das Atmen behindert. Die Augen aber müssen Sauerstoff haben. Um verzerrtes Sehen zu verhindern, soll man das Buch vor die Augen halten. Ist es zu schwer zum Halten, so kann ein Kissen, ein Lesepult oder eine andere Stütze benützt werden, um es in die richtige Lage zu bringen.

Die Entfernung des Textes vom Auge:

Man ist allgemein der Auffassung, der Lesestoff müsse in einer bestimmten Entfernung gehalten werden, nicht näher und nicht weiter weg. Wir aber lehren, daß man die Augen durch Entspannung so anpassungsfähig machen kann, daß sie eine normale Druckschrift in einer Entfernung von fünfzehn Zentimetern, aber auch in einer Entfernung von Armeslänge oder in jeder dazwischenliegenden Entfernung lesen können. Sehr kräftige Augen können noch weitere Spannen bewältigen.
Entspannen Sie also die Augen und machen Sie sie anpassungsfähig.

Ausdauer:

Mit der Geschicklichkeit, ohne Brille zu lesen, sollte auch die Ausdauer wachsen. Ein Krüppel, der lernt, ohne Krücken zu gehen, muß die Strecke, die er zurücklegt, sowie die Dauer des Übens täglich steigern. Dies tut er allmählich und indem er sich zwischendurch ausruht. Ebenso verhält es sich mit dem Lesen. Am Anfang werden Sie nur einen Absatz schaffen. Decken Sie danach die Augen zu und baden Sie sie in der Sonne; wahrscheinlich werden Sie dann ein Stückchen weiter lesen können. Sobald Sie ein ganzes Kapitel bewältigt haben, müssen Sie, bevor Sie weiterlesen, die Augen gründlich ausruhen. Wiederholen Sie, während Sie ausruhen, im Geist das Gelesene; es wird dem Gedächtnis, der Entspannung und der Sehkraft zugute kommen.

Schwankungen des Sehvermögens:

Wenn die Augen im Laufe der Zeit durch die Übungen besser werden, dürfen Sie sich nicht entmutigen lassen, wenn das Sehvermögen nicht alle Tage gleich gut ist. Auch normale Augen sind nicht immer gleichbleibend; Unannehmlichkeiten oder körperliche Störungen schwächen sowohl die Augen wie Sie selbst, aber das geht vorüber. Auch wird es, wenn die allgemeine Entspannung wirksam wird, Perioden des Stillstandes geben, denn die Natur muß sich umstellen und die neunzig Prozent der bisher von Verkrampfungen aufgezehrten Lebenskraft neu verteilen. Nach einem scheinbaren Stillstand werden Sie bestimmt doppelte Fortschritte machen.

Seien Sie also nicht ängstlich, die Augen zu gebrauchen. Die Augen wollen sehen; das ist ihre Aufgabe. Sie sind begierig, alles aufzunehmen, was es in der Ferne und in der Nähe zu sehen gibt. Sie sitzen im Vortragssaal und sind ganz bei der Sache; auf einmal kommt jemand in den Saal herein, und sofort beschäftigen sich die Augen nebenbei mit ihm, obgleich Sie sich nicht im mindesten für ihn interessieren. Dasselbe geschieht, wenn jemand auf dem Platz neben Ihnen die Hand hebt oder ein Blatt umwendet, obwohl es Ihnen im Grunde völlig gleichgültig ist. Nicht gegen diese zusätzliche Betätigung rebellieren die Augen, sondern gegen Überanstrengung und Verkrampfung, sowohl geistiger wie körperlicher Art. Gönnen Sie also den Augen ihre Sehfreudigkeit ohne Zwang und Anstrengung.

ENTWICKLUNG DES SEHENS BEI STUMPFER UND UNGEBRAUCHTER NETZHAUT

Der Bauer bestellt das Land und sät die Saat, doch hat er über deren Keimen und Gedeihen keine Gewalt. Dies bleibt der Natur vorbehalten. Mit unserem Sehen ist es ebenso. Wir bereiten die Augen durch geistige und körperliche Entspannung vor, öffnen sie dann, und die Natur sorgt für das Sehen.

Garnet McGavin

Viele kennen die Geschichte von Raffles, dem Geldschrankknacker, dessen Fingerspitzen so empfindliche Nervenenden hatten, daß er sie nur außen auf ein Schloß zu legen brauchte, um beim Drehen der Scheibe das Fallen der Sperriegel im Innern zu fühlen, so daß er jedes Kombinationsschloß öffnen konnte. Er wurde erwischt und zu Schwerarbeit hinter Gefängnismauern verurteilt. Aber eines Tages brauchte die Regierung des betreffenden Staates wichtige Papiere, und Raffles wurde in aller Stille geholt, um das Schloß des Safes zu öffnen, in dem sie verborgen waren. Raffles, begeistert über die Gelegenheit, seine frühere Geschicklichkeit wieder zu erproben, war sehr verdutzt, als er merkte, daß seine Fingerspitzen schwielig und taub geworden waren. Er konnte nichts fühlen. Schnell rief er nach Sandpapier und rieb seine Finger bis auf das lebende Fleisch, wo die Nervenenden lagen. Nun funktionierten sie so gut wie früher.

Mit unentwickelten, untätigen Netzhautnerven ist es ähnlich: sie müssen zum Sehen angeregt, mit Schmirgel sozusagen empfindlich gemacht werden, so daß sie das Licht auffinden und Schatten feststellen können, wie es die Nerven des normalen Auges tun.

Die Ärzte behaupten, daß es mehrere Ursachen für unentwickelte Netzhautnerven gibt. Manchmal ist schon bei der Geburt ein Auge stärker als das andere, und das Gehirn, das stets dem Gesetz des geringsten Widerstandes folgt, gibt sich mit der matten Fensterscheibe des schwachen Auges gar nicht ab. Da nur das stärkere Auge gebraucht wird, wird das schwache durch die Untätigkeit immer stumpfer. Oder aber der Sehnerv kann so angestrengt sein und die Durchblutung so mangelhaft, daß die Netzhaut zu wenig angeregt, ungenügend mit Nährstoffen versorgt wird und infolgedessen blutarm ist und langsam verkümmert. Oder wenn gewisse Muskeln sich verkrampft haben und ein Auge aus der Blickrichtung gezogen wird, so daß es schielt, kann das falsch gestellte Auge den Versuch zu sehen einfach aufgeben, oder es entwickelt in einem falschen Netzhautbezirk ein mangelhaftes Sehvermögen. In solchen Augen wird das Bild der Außenwelt von den äußeren Netzhautbezirken aufgenommen und es entsteht eine „Pseudo-Macula" oder ein falsches Sehzentrum.

Schielende Augen

Wenn ein Auge oder beide nach innen oder außen, nach oben oder unten oder sonstwie vom Blickzentrum abweichen, müssen Sie sie als erstes dazu bringen, sich übereinstimmend und zusammen zu bewegen.

Von Augen, die von der Blickrichtung abweichen, heißt es im allgemeinen, die eine Muskelgruppe sei zu kurz, die entgegengesetzte zu lang, und deshalb müsse der verkürzte Muskel durchschnitten, der zu lange gerafft werden. Wir haben aber den medizinisch verbürgten Nachweis, daß schielende Augen sich in der Narkose vorübergehend richtig einstellen. Damit ist auch der Beweis erbracht, daß die Länge der Muskeln unwesentlich ist, daß ein Muskel, der in verkrampftem Zustand das Auge aus der Blickrichtung zieht, in der Entspannung nachgibt und dem Auge gestattet, in der richtigen Lage zu bleiben.

Lernen Sie also, diesen verkrampften Augenmuskel, der das Auge aus der Blickrichtung zieht, ohne Betäubungsmittel zu entspannen, und er wird aufhören, an dem Auge zu ziehen. Alle, die solche Augen haben, wissen, daß der Muskelzug zeitweise stärker, dann wieder geringer ist. Sie wissen aber nicht, daß dieser Unterschied von dem jeweiligen Grad der Entspannung abhängt. Sind Sie bereit, für eine bessere Einstellung der Augen und für ein besseres Sehvermögen zu arbeiten? Denn es wird eine Arbeit sein, die Entschlossenheit und viel Ausdauer verlangt.

Ein verkrampfter oder verzerrter Muskel, der sich bei künstlich erzeugter Entspannung lockert, läßt sich zum Glück auch bewußt entspannen. Wird die Entspannung so lange geübt, bis sie zur eingefleischten Gewohnheit geworden ist, dann ist sie von Dauer. Das Problem ist also im Grunde, die Augen entspannt in der Blickrichtung zu halten und ihnen dadurch zum besseren Sehen zu verhelfen.

Legen Sie die Brille ab und machen Sie sämtliche Schwung- und alle anderen geistigen wie körperlichen Übungen, die im ersten Teil dieses Buches angeführt sind. Achten Sie darauf, das Sehen nach der Richtung zu lenken, nach der Sie das Auge einstellen wollen. Und machen Sie zusätzlich folgenden Schwung:

Der hoheitsvolle Schwung

Halten Sie die Hände mit gespreizten Fingern, die Handteller nach vorn gerichtet, in Augenhöhe über den Schultern, den Kopf halten Sie gerade über der Wirbelsäule und wiegen ihn sachte von der einen Seite nach der andern. Werfen Sie einen Blick erst auf die Finger an der einen, dann an der andern Seite des Kopfes. Strengen Sie sich dabei nicht an, starren Sie nicht. Tun Sie mit den Augen überhaupt nichts bewußt, blicken Sie nur beiläufig auf die Finger. Dadurch bekommen beide Augen das Gefühl, gleichzeitig in die gleiche Richtung hinzusteuern und zu sehen.

Anfangs wird vielleicht nicht viel dabei herauskommen, geben Sie aber nicht auf; allmählich, wenn Augen und Gehirn das Gefühl für einträchtige Zusammenarbeit bekommen, stellt sich eine Besserung ein. Diese Schwungübungen ermöglichen durch sanftes Lockern – nicht durch gewaltsame Gymnastik – die richtige Einstellung der Muskulatur.

Dies ist jedoch erst der Anfang Ihrer Arbeit.

Bis ein schielendes Auge sich richtig einzustellen und diese Einstellung beizubehalten lernt, müssen Sie die Stellen der Netzhaut, die nicht betätigt werden – den Teil des Auges, mit dem Sie am schwächsten sehen –, sozusagen mit „Schmirgelpapier" behandeln. Um an diese Stellen der Netzhaut heranzukommen, müssen Sie das eine Auge mit einer Binde oder einer Schutzkappe abdecken und mit dem schwachen Auge arbeiten. Tragen Sie, bis die Sehkraft sich bessert, die Augenbinde nur jeweils für kurze Zeit und nur zum unangestrengten Sehen gewohnter Dinge. Sonst können Sie nervös und müde werden. Sie werden eine erhebliche Besserung feststellen, wenn Sie den Willen und die Ausdauer aufbringen, täglich gewissenhaft zu üben. Besonders wichtig dabei sind Sonnenbäder und das Zudecken der Augen mit den Händen.

Die taubste Stelle der Netzhaut eines schielenden Auges ist das Sehzentrum, die Macula. Diese Taubheit ist das Ergebnis langer Untätigkeit und mangelnder Anregung. Die Macula-Nerven können nur angeregt werden, wenn das Auge entspannt ist und sich bewegt, das heißt, wenn es vibriert – eine unwillkürliche und unbewußte Tätigkeit. Wie kann man das Auge zum Vibrieren bringen? Hier ist ein Vorschlag.

Drehen Sie ein Buch so, daß die Druckzeilen statt von links nach rechts von oben nach unten laufen. Binden Sie ein Auge zu. Halten Sie die Buchseite ganz nahe vor das schielende Auge in die Richtung, nach der Sie das Auge lenken wollen. Wenn das Auge nach innen schielt, halten Sie die Druckseite nahe zur Schläfe; wenn es nach außen schielt, vor das zugebundene Auge, damit es über die Nase hinwegschauen muß, um ins Vibrieren zu kommen. Mit leichtem Kopfwiegen gleiten Sie mit dem Blick hin und her über die Buchseite, bis die Zeilen sich im Vorbeigleiten von den Zwischenräumen wie ein Lattenzaun abheben. Schließen Sie das Auge und entsinnen Sie sich dessen, was Sie gesehen haben, wobei Sie den Kopf immer noch leicht wiegen. Öffnen Sie das Auge und sehen Sie die Buchseite wieder an. Durch Üben von je fünf Minuten mit geschlossenen und offenen Augen, wobei Sie die Buchseite manchmal näher, manchmal weiter weg halten, können Sie gute Ergebnisse erzielen.

Drehen Sie nun die Buchseite auf den Kopf, damit Sie erst gar nicht in Versuchung kommen, den Text zu lesen, und gleiten Sie mit dem Blick auf die gleiche Weise waagerecht über die Druckzeilen hin und her; sie scheinen zu steigen und zu fallen. Dann halten Sie die Buchseite schräg und schweifen mit dem Blick kreuz und quer über die schwarz-weißen Streifen. Wenn Sie gewissenhaft abwechseln zwischen dem ausruhenden Kopfwiegen bei geschlossenen und dem Kopfwiegen bei geöffneten Augen, kann es sein, daß das Zimmer Ihnen nachher heller vorkommt, denn Sie haben die Netzhautnerven angeregt. Diese Anregung wird also ohne Anstrengung erreicht, da nichts gedeutet zu werden braucht; Sie haben nur die Druckzeilen vorbeiziehen lassen, ohne etwas sehen zu wollen. Mit dem anderen Auge müßte ebenso geübt werden, da es gepflegt werden muß, selbst wenn es keine Beschwerden verursacht.

Das Hin- und Herblicken

Diese Übung soll unmittelbar auf das Sehzentrum einwirken.

1. Machen Sie mitten auf dem Fingernagel des Daumens mit schwarzer Tinte einen Punkt. Lassen Sie ihn dort, damit er Ihnen, wenn Sie untertags einen freien Augenblick haben, bei Ihren Sehübungen hilft.
2. Schließen Sie die Augen und stellen Sie sich den Nagelteil links des Punktes vor, dann lenken Sie die Gedanken schnell auf den

Teil des Nagels rechts des schwarzen Punktes. Können Sie bei geschlossenen Augen die Aufmerksamkeit hin und her über den Punkt hinweglenken?

3. Sobald Ihnen dies gelingt, öffnen Sie die Augen und springen nun schnell mit dem Blick hin und her, von links nach rechts. Der Punkt wird bald auszuweichen scheinen, so daß Sie erst die eine Seite, dann die andere des Fingernagels sehen.

Dieses kurze Hin- und Herblicken versetzt das Sehzentrum in Tätigkeit und regt es zum Sehen an. Gleichzeitig beruhigt es die Nerven, die Augen sind entspannt, wenn sie sich auf eine gemeinsame Blickrichtung einstellen sollen, und das Gehirn kontrolliert die Bewegung. So sind diese Zentralisationsübungen auch für das Gehirn wichtig, da eine einwandfreie Einstellung der Augen (der Macula) eine ebensolche Einstellung des Gehirns und dadurch ein geordnetes Denken mit sich bringt.

Die geistige Übung

Zur Anregung eines „tauben" Auges

Da das Gehirn bequem ist und stets durch das bessere Auge schaut, wird ein schwaches Auge durch die fortgesetzte Untätigkeit immer schwächer. Wir müssen deshalb das Gehirn daran gewöhnen, auch durch das schwache Auge zu sehen. Schließen Sie beide Augen und decken Sie das stärkere Auge mit dem Handteller zu, damit das Gehirn weiß, daß es keine Möglichkeit hat, durch dieses Auge zu sehen. Denken Sie dann an einen Ihnen vertrauten Gegenstand, von dem Sie wissen, daß er vor Ihnen steht, und Sie werden feststellen, daß das Denken oder geistige Sehen mit Hilfe des unbedeckten, wenn auch geschlossenen Auges vor sich geht. Das schwache Auge wird zum Sehen angeregt, wenn Sie beide Augen abdecken, den Handteller aber nur lose auf dem schwachen Auge halten. Sie werden spüren, wie das Gehirn sich des schwachen Auges bedient, obwohl Sie es geschlossen und zugedeckt halten.

Decken Sie aber das schwache Auge dicht zu und lockern Sie den Handteller auf dem starken Auge, so merken Sie, wie die geistige Tätigkeit sich auf dieses Auge umstellt.

Wenn Sie die vorhergehenden Entspannungsübungen und auch die anderen Übungen eine Woche oder länger gemacht haben, werden Sie so weit sein, die Augen zum richtigen Sehen – durch das Sehzentrum – und das Gehirn zum Deuten dessen, was Sie sehen, erzogen zu haben. Binden Sie das stärkere Auge zu und machen Sie die Kalenderübung für Kurzsichtige (Kapitel „Steigerung des Weitsehens"). Die Reaktion wird etwas anders als beim kurzsichtigen Auge sein. Wenn Sie zum erstenmal auf eine Zahl am großen Kalender schauen, wird sie kaum wahrnehmbar sein, aber wenn Sie auf diese unklare Stelle die Übung „Hin- und Herblicken" (der Punkt auf dem Daumennagel) anwenden, wird die Zahl beginnen, Form anzunehmen und klar hervorzutreten, und die nächste Zahl werden Sie mit Hilfe dieser Übung schon viel leichter erkennen. Manchmal ist es, wenn das Sehen einsetzt, als würde jede Zahl plötzlich im Scheinwerferlicht aufleuchten. Das ist das Ergebnis der Foveatätigkeit. In anderen Worten: Haben Sie Geduld und üben Sie so lange, bis Sie die empfindlichen Nervenenden mobil gemacht haben und das richtige Sehen einsetzt. Im übrigen befolgen Sie die Anweisungen des Kapitels für Kurzsichtige.

Die Übung mit der Zeitschrift

Für matte Augen

1. Stellen Sie eine Zeitschrift mit großgedrucktem Titel gut beleuchtet an einem Ende Ihres Zimmers auf. Sehen Sie den Titel gut an, bevor Sie davon weggehen. Betrachten Sie genau alle Buchstaben, damit sie Ihnen im Gedächtnis haftenbleiben.
2. Gehen Sie nun einige Meter zurück. Sehen Sie sich den Titel noch nicht an, sondern besehen Sie die Gegenstände zu beiden

Seiten des Zimmers, indem Sie wieder auf die Zeitschrift zugehen. Achten Sie auf alles, was Sie da sehen. Ganz zuletzt lassen Sie die Augen auf den Titel blicken. Ist er jetzt nicht klarer geworden?

3. Schließen Sie die Augen und erinnern Sie sich an den Titel, so wie Sie ihn in unmittelbarer Nähe gesehen haben, jeden Buchstaben völlig klar.

4. Holen Sie nun tief Atem und schweifen Sie mit dem Blick an den Seiten des Zimmers entlang bis zur Zeitschrift hin, wandern Sie dann mehrmals über den Titel hin und her, wobei Sie blinzeln und atmen. Vielleicht wird er für einen kurzen Augenblick klar sichtbar. Wenn nicht, treten Sie fürs erste ein wenig näher; sobald Sie besser sehen, können Sie den Abstand wieder vergrößern.

Wechseln Sie die Übungen von Woche zu Woche und suchen Sie geeignete aus den andern Kapiteln dieses Buches heraus. Die Spiegelübung für schielende Kinder im Kapitel „Häusliches Augentraining für Babys und kleine Kinder“ ist vorzüglich; die Zahnstocherübung im Kapitel „Steigerung des Nahsehens“ ist ebenfalls sehr gut.

Die Autoübung

Hier ist eine interessante Schwungübung, die während des Autofahrens gemacht werden kann. Befestigen Sie, wenn möglich, je einen Rückspiegel zu beiden Seiten der Windschutzscheibe. Wenn Sie den Wagen nicht selbst steuern, legen Sie die Brille ab und blicken immer wieder von einem Spiegel zum andern und dann geradeaus. Das veranlaßt die Augen, sich rhythmisch zu bewegen und ist nebenbei auch unterhaltend. Wenn die Augen aber stark angestrengt sind und beim Sehen nicht übereinstimmen, müssen Sie vorerst mit jedem Auge einzeln üben.

Die Zusammenarbeit der Augen stimmt dann überein, wenn die von beiden Augen aufgenommenen Bilder ein und desselben Gegenstandes sich verschmelzen und als ein Bild angesehen werden. Ist das Sehzentrum beider Augen erst so weit angeregt, daß die Augen besser geradeaus als zur Seite sehen, werden Sie überrascht sein, wie die beiden Augen zusammenarbeiten. Dies geschieht oft ganz von selbst im Augenblick, wenn die Augen frei hin- und hergehen, denn nun sollten sie schon gelernt haben, in entspanntem Zustand zu arbeiten.

Ist die dynamische Entspannung erst einmal erreicht, bleibt sie, von Krankheiten oder Unfällen abgesehen, unbewußt vorhanden und hält lebenslänglich an. Die Muskeln sind richtig entwickelt und bleiben es durch den richtigen Gebrauch. Was das Auge einmal zu tun gelernt hat, behält es bei. Auch das Gehirn, das gelernt hat, während der Tätigkeit zu entspannen, tut dies immer wieder. Hat man die Fähigkeit, die Augen richtig zu gebrauchen, einmal erworben, so geht sie nie wieder verloren. Eine Netzhaut, die im Bezirk der Macula, dem Sehzentrum, angeregt worden ist, bleibt beständig angeregt und ermöglicht dadurch ein ungestörtes körperliches und geistiges Leben.

ZUSAMMENFASSUNG TÄGLICHER ENTSPANNUNGSÜBUNGEN

Lächelt hinter den Augen, seid gelassen und entspannt. Freut euch des täglichen Übens.

Garnet McGavin

Wir sind oft gebeten worden, einen Plan aufzustellen, nach dem sich Menschen richten können, die beim Augentraining keinen erfahrenen Lehrer zur Seite haben. Anschließend geben wir einen täglichen Übungsplan.

Morgenübungen

Während Sie im Bett liegen und langsam erwachen, sind die Muskeln schlaff, der Atem geht langsam und der Herzschlag ist noch ruhig. Viele Menschen aber sind im Schlaf verkrampfter als bei Tage. Diese Übungen lockern die Spannungen, beschleunigen die Durchblutung und geben Ihnen den richtigen Start für den Tag.

Körperübungen

1. Strecken Sie zur Lockerung gespannter Sehnen und Muskeln, die sich in schwerem Schlaf verkrampft haben, sachte Ihre Glieder, jeden Teil und alle willkürlichen Muskeln nach allen Richtungen, als wenn sie aus Gummi wären. Kein Tier springt aus dem Schlaf, ohne sich vorher tüchtig gestreckt zu haben.

2. Gähnen Sie, den Mund weit aufgemacht wie ein Nilpferd, lassen Sie den Unterkiefer herabfallen und legen Sie dabei den Kopf weit zurück. Das macht die Lungen frei zum tiefen Atmen. Nichts ist

zum Entspannen wirksamer als das Gähnen. Beobachten Sie einen Hund oder ein Baby, um es richtig zu machen.

3. Winden Sie sich wie ein Fisch. Stellen Sie sich vor, wie ein Fisch die Wirbelsäule bewegt, wenn er durchs Wasser schwimmt. Versuchen Sie es ihm nachzumachen, indem Sie die eigene Wirbelsäule von der Schädelbasis bis zum letzten Wirbel drehen. Dann wird der Körper ganz gelöst sein.

Übungen für die Augenhöhle

Diese Übungen gelten den Nerven und Muskeln, die den Augapfel umgeben.

1. Auf- und Abbewegen der Augenbrauen. Menschen, deren Augen überanstrengt sind, lassen unbewußt das Gewicht der Augenbrauen und oberen Lider hemmend auf den Bewegungen des Augapfels lasten und vermehren dadurch die Spannungen. Deshalb sollen die Gesichtsmuskeln besonders um die Augen herum gelockert werden. Ziehen Sie die Augenbrauen hoch, als wenn Sie überrascht wären, entlasten Sie die Augen vom Druck der schweren Brauen. Halten Sie abwechselnd eine Augenbraue hoch und ziehen Sie die andere hinunter. Anfangs wird es Ihnen vielleicht schwerfallen, aber mit ein wenig Übung wird es gelingen. Sie lernen so, die Lider ohne die Augenbrauen zu bewegen. Bei manchen Menschen bewegt sich sogar die ganze Stirn mit, wenn sie blinzeln. Machen Sie diese Übung täglich drei- bis viermal.

2. Blinzeln Sie, das Gewicht der Brauen von den Augen gehoben, rasch zehnmal hintereinander leicht und locker, wie der Flügelschlag eines Schmetterlings, ohne irgendwelche anderen Muskeln daran zu beteiligen. Schließen Sie dann die Augen und wiegen Sie zum Ausruhen den Kopf hin und her. Machen Sie wieder zehnmal den leichten Lidschlag und ruhen Sie sich danach wieder aus. Steigern Sie die Übung jeden Morgen um zehn Augenschläge, bis Sie die Kraft entwickelt haben, zehnmal zehn Augen-

schläge mit Ruhepausen dazwischen und ohne zu ermüden zu machen. Der Muskeltonus der Lider wird gestärkt und Sie blinzeln infolgedessen im Verlauf des Tages öfters und natürlicher. Nur wenige Menschen blinzeln oft genug, damit das Auge mit der dafür vorgesehenen Tränenflüssigkeit richtig bespült und desinfiziert wird.

3. Massage des Augapfels. Drücken Sie die Augenlider fest zu und öffnen Sie sie dann so weit wie möglich. Dieser Druck massiert den Augapfel gründlicher und besser, als Sie es mit der Hand könnten. Drücken Sie die Lider vier- oder fünfmal fest zu und öffnen Sie sie jedesmal wieder weit. Passen Sie dabei auf, daß Sie die Augenbrauen und das Gesicht nicht verziehen – es soll ja keine Gesichtsgymnastik sein. Lassen Sie die Lider allein arbeiten, um den Muskeltonus zu stärken. Die Durchblutung des Augapfels wird dadurch beschleunigt und die Lidmuskeln kräftigen sich.

Bilderzeichnen mit der Nase

Eine der witzigsten und zugleich einfachsten Entspannungsübungen, die je von einem Lehrer unserer Schule erfunden wurde, ist das Bilderzeichnen mit der Nase. Es hilft, das Nackenwirbelgelenk zu lockern und löst das unwillkürliche Vibrieren der Augen aus. Für jeden bringt es Vorteile; es ist allgemein sehr beliebt.

Schließen Sie die Augen und bilden Sie sich ein, Ihre Nase wäre ein langer Zeichenstift. Sie werden nun mit der Nase Bilder zeichnen und Wörter in der Luft schreiben. Der Kopf dreht sich dabei in seinem Zapfengelenk über der Wirbelsäule. Machen Sie aber aus dieser Übung keine Turnübung. Sie dient ausschließlich dem Zweck, den Kopf an der Schädelbasis zu lockern, wo die Spannungen am stärksten sind.

1. Der Kuchen. Zeichnen Sie mit dem Nasen-Zeichenstift die runde Form eines Kuchens und bemühen Sie sich, sie sehr gleichmäßig zu machen. Sie werden den Kreis in beiden Richtungen

mehrmals sorgfältig ziehen müssen, damit er schön glatt wird. Nun überlegen Sie sich, was für ein Kuchen es werden soll. Ein Apfelkuchen? Stechen Sie sorgfältig ein großes „A" in die Mitte und seien Sie dabei mehr darauf bedacht, den Buchstaben schön sauber zu zeichnen, als die Arbeit schnell zu machen. Bei jedem Strich soll der Nasen-Zeichenstift gerade nach vorn – nicht hinauf – gestoßen und der Kopf jedesmal gerade wieder zurückgezogen werden. Dann teilen Sie mit Strichen die einzelnen Kuchenstücke ein, die das Messer später herausschneiden soll. Tun Sie dies alles mit Überlegung und Sorgfalt, nach jedem Strich setzen Sie wieder in der Mitte an. Nun kerben Sie in rhythmischen Bewegungen den Rand ringsum ein. Zum Schluß setzen Sie mit dem Nasen-Zeichenstift in freiem Schwung und Schönschrift Ihren Namen obenauf. Vergessen Sie nicht, bei allen t's den Querstrich und bei den i's den Punkt zu machen!

2. Das vierblättrige Kleeblatt. Zeichnen Sie mit Ihrer Bleistiftnase einen hübschen, dicken Achter, dann einen ebenso schönen, liegenden Achter. Wenn Sie geschickt sind, können Sie den stehenden über den liegenden Achter zeichnen und haben dann ein vierblättriges Kleeblatt.
Versuchen Sie nun, ohne die Nase vom Kleeblatt fortzubewegen und ohne die geschwungene Form zu verletzen, alle Rundungen in rhythmischer Folge nachzuziehen.

3. Die O-Kette. Jeder von uns hat schon im Laden gestanden und Füllfederhalter ausprobiert. Meistens machen wir dann eine Schleife und daraus eine zusammenhängende Reihe von O's, wie wir es in der Schule gelernt haben. Zeichnen Sie diese O's mit dem Nasen-Zeichenstift. Haben Sie die O's oben oder unten angefangen? Wie dem auch sei, machen Sie sie nun umgekehrt und zeichnen Sie noch eine lange Kette.

Das alles mag sehr phantastisch und umständlich klingen, und dennoch ist es wissenschaftlich begründet, denn sobald das Gehirn sich eine Form oder eine Bewegung vorstellt und der Körper sie ausführt, beginnen die Augen hin- und herzuwandern und sehen besser. Die Übungen lösen die Spannungen an der Schädelbasis, dort, wo die meisten Spannungen sitzen und wo ein empfindliches Nervengewebe, die Medulla, liegt. Die Übungen wirken auf die Nerven wie eine leichte Massage, sie beruhigen und entspannen sie, was auch den anderen Sinnesorganen zugute kommt. Wann Sie auch immer Entspannung nötig haben, machen Sie eine Reihe von Zeichnungen mit der Nase. Denken Sie sich etwas aus, das Sie schreiben oder zeichnen möchten.

Der Fingerschwung

Dieser Schwung wurde von Dr. Bates als erster Schritt zur Lösung von Spannungen angegeben.
Solange Sie noch im Bett liegen, schließen Sie die Augen und halten den Zeigefinger nahe vor die Nase. Drehen Sie den Kopf auf dem Kissen von einer Seite auf die andere und denken Sie dabei an den Finger, der am Gesicht vorbeizieht. Öffnen Sie nun die Augen und fahren Sie fort, den Kopf zu bewegen; der Finger scheint mit gleichmäßiger, rhythmischer Bewegung von einem Ohr zum andern zu ziehen. Fixieren Sie den Finger nicht, während er vorbeizieht, sondern lassen Sie den Blick in gleicher Richtung mit der Nase über die Zimmerdecke hin- und herschweifen. Setzen Sie den Schwung zwanzig- oder dreißigmal fort, abwechselnd mit offenen und geschlossenen Augen, bis sie sich gelöst, wohl und geschmeidig fühlen und der Finger sich wirklich zu bewegen scheint. Dies löst schnelle Vibration des Auges aus. Bedenken Sie, daß das Vibrieren etwas ist, das im Auge unwillkürlich geschieht, nicht etwas, das wir mit dem Auge tun können. Das Vibrieren spürt man nicht; wenn der Finger sich zu bewegen scheint, dann haben Sie die Gewähr, daß das Vibrieren eingesetzt hat.
So einfach dieser Schwung ist, so wirksam ist er, denn er vermag sogar Kopfschmerzen zu heilen oder zu verhüten. Er läßt sich jederzeit während des Tages im Sitzen oder im Stehen üben. Achten Sie darauf, den Kopf gerade auf der Wirbelsäule zu

halten. Der Nacken soll durch den Schwung gelockert, nicht verrenkt werden, die Übung eine Entspannung, nicht eine Anstrengung sein. Sie wird Ihnen als erste Hilfe gegen Überspannung gute Dienste leisten.

Das Zudecken der Augen

Auf dem Rücken liegend, die Ellbogen auf Kissen gestützt, um jede Anstrengung zu vermeiden, decken Sie die geschlossenen Augen mit den Händen zu und überlassen sich für fünf oder zehn Minuten Ihrem bevorzugten Vorstellungsbild oder einer Ihnen wohltuenden geistigen Übung. Danach sind die Augen entspannt.

Der Elefantenschwung

Machen Sie beim Aufstehen hundertmal den Elefantenschwung. Achten Sie darauf, das Gefühl zu bekommen, die Welt bewege sich an Ihnen vorbei. Haben Sie die Möglichkeit, diesen Schwung vor einem sonnigen Fenster zu üben, so können Sie gleichzeitig die Augen in der Sonne baden.

Die Sonnenbestrahlung

Lassen Sie die Augen sogleich nach dem Aufstehen und während des Tages so oft wie möglich von der Sonne bestrahlen. Halten Sie die geschlossenen Lider bei jeder Gelegenheit in den Sonnenschein, auch dann, wenn die Zeit zu knapp ist, in die Sonne zu blinzeln, aber vertreiben Sie anschließend etwaige gelbe Flecke und Nachbilder durch Zudecken der Augen. Die Sonne entspannt verkrampfte Muskeln, regt die Durchblutung und die Tätigkeit der Netzhaut an, löst die Spannungen im Auge und sichert störungsfreies Sehen. Scheint die Sonne nicht, so nehmen Sie als Ersatz das hellste verfügbare Licht, denn die Augen brauchen Licht.

Allgemeine Anweisungen zur täglichen Anwendung

Achten Sie darauf, den Kopf gerade auf der Wirbelsäule zu tragen. Viele Menschen halten den Kopf seitlich geneigt, schieben das Kinn vor oder ducken den Kopf beim Hinaufschauen. Überprüfen Sie die Kopfhaltung, indem Sie den Kopf vor- und zurückbeugen, ihn dann, von der Nase geführt, von einer Seite nach der andern drehen. Wenn beide Bewegungen möglich sind, dann halten Sie den Kopf richtig.

Gewöhnen Sie sich an, stets mit der Nase auf das zu zeigen, was Sie sehen wollen, dann ist der richtige Blickwinkel gesichert.

Kontrollieren Sie die Gewohnheiten der Augenlider. Blinzeln Sie nicht zu kräftig und reißen Sie die Augen nicht übertrieben weit auf. Blinzeln Sie oft beim Schauen.

Starren Sie nicht, wenn Sie etwas betrachten. Denken Sie daran, daß Sie einen Gegenstand dann richtig sehen, wenn Sie ihn aufmerksam mit dem Blick rundherum abtasten.

Sooft Sie etwas in der Nähe betrachten, werfen Sie zwischendurch zum Ausgleich einen Blick in die Ferne. So werden die Augen für verschiedene Entfernungen anpassungsfähig erhalten.

Betrachten Sie Ihre nähere und weitere Umwelt mit Interesse. Konzentrieren Sie sich auf Ihre Vorstellungsbilder.

Versuchen Sie nicht, zwei Dingen zugleich Aufmerksamkeit zu schenken – ein Buch zu lesen und auf das Radio zu hören. Die Konzentration des Gehirns und mit ihr die der Augen wird dadurch gestört.

Achten Sie darauf, während der Arbeit die Kiefer nicht zu verkrampfen oder mit den Zähnen zu knirschen. Dies führt zu schlimmsten Spannungen, die man für viele Zahn-, Augen- und Ohrenleiden verantwortlich macht.

Warnung: Machen Sie sich zum Vorsatz, die Augen zu schonen, wenn Sie krank sind oder sich von einer Krankheit erholen. Die Augen sind dann ebenso anfällig wie der übrige Körper; durch andauerndes Lesen während der Genesung können die Augen ernstlich geschädigt werden.

Denken Sie bei allen Entspannungsübungen an unseren Grundsatz: gutes Sehen geschieht mühelos und schmerzlos. Wenn Sie bei einer Übung Unbehagen empfinden, dann machen Sie etwas dabei falsch.

Sie sollen sich auf die täglichen Übungen freuen und sie gern machen. Sie werden sich durch sie viel wohler fühlen und für die Zeit, die Sie ihnen widmen, reich belohnt sein.

Stetigkeit und Ausdauer bei der Ausführung des täglichen Pensums lassen Sie die Übungen immer besser machen und festigen die guten Sehgewohnheiten. Geben Sie aber das Üben auf, bevor Sie normales Sehen erreicht haben, so fallen Sie in die alten Gewohnheiten zurück und verkrampfen sich von neuem. Durch die Liebe zur Sache jedoch werden gute Ergebnisse erzielt.

Sind die Augen einmal fähig, stets entspannt zu bleiben, bessert sich das ganze Nervensystem, was sich in erhöhter Leistungsfähigkeit bemerkbar macht. Ihr ruhiges Wesen und Ihr frohes Gemüt werden sich auf Ihre Umgebung übertragen, denn Spannungen züchten Spannungen, Entspannung verbreitet Ruhe. Auch der Spiegel wird Sie belohnen, denn entspannte Augen, die von finster zusammengezogenen Brauen befreit sind, wirken größer, offener und heiterer.

HÄUSLICHES AUGENTRAINING FÜR BABYS UND KLEINE KINDER

Von Maria Montessori wissen wir, daß Kinder nur dann etwas lernen, wenn sie für den Stoff interessiert werden. Es stimmt ebenso, daß Kinder nur dann etwas sehen, wenn sie sich dafür interessieren ..., ohne Unterstützung des Gehirns kann man weder lernen noch sehen.
Dr. William H. Bates

Wir sind so oft um Hilfe für Kinder gebeten worden – für die Kleinen, die noch nicht oder eben erst zur Schule gehen –, daß einige Ratschläge für die Eltern angebracht sein mögen.

In unsrer Sehschule erzielen wir durch Spiele ausgezeichnete Erfolge. Diese Spiele werden nach den Methoden der Kindergärten durchgeführt und können ohne weiteres von den Eltern daheim übernommen werden. Die Arbeit mit vierjährigen und noch jüngeren Kindern bringt rasche Erfolge, weil die Augen noch in der Entwicklung begriffen sind. Die Ärzte sind sich darin einig, daß die Verschmelzung der von beiden Augen aufgenommenen Bilder vor dem zweiten oder dritten Lebensjahr nicht immer oder nicht immer vollkommen stattfindet.

Da Augenschwierigkeiten durch die starken geistigen Anstrengungen verursacht werden, das zu enträtseln, was das Auge sieht, werden im ersten Schuljahr die ersten großen Ansprüche, deutlich und scharf zu sehen, an die Augen eines Kindes gestellt. Vom Erfolg dieser Sehbemühungen hängen Strafe oder Belohnung, Demütigung oder Lob ab. Für kleine Kinder, die miteinander spielen, ist es ohne Bedeutung, ob sie einen Gegenstand genau sehen oder nicht. Eines wird sagen: „Ein Flugzeug! Siehst du?“ und hoch hinauf in den Himmel zeigen. Ein kurzsichtiger Spiel-

kamerad wird vielleicht einen Blick ins Blaue werfen und antworten: „Nein" und mit dem weiterspielen, was er sehen kann; es gibt keinen Zwang, keine Strafe. Im nächsten Jahr aber, wenn der Lehrer auf etwas an der schwarzen Wandtafel zeigt und der Bub es nicht sehen kann, gibt es Ärger; der Angstkomplex entsteht. Dies führt zur hartnäckigen Gewohnheit, sich über seine Kräfte anzustrengen und die Augen zu verkrampfen, so daß der Brechungsfehler im Laufe der Monate immer schlimmer wird.
Es ist für Eltern nicht schwer festzustellen, ob ein Kind kurzsichtig oder ob ein Auge schwächer ist als das andere, wenn sie es Bilder oder Spielsachen in verschiedener Entfernung ansehen lassen. Oft läßt sich der Fall bei kleinen Kindern besser daheim erkennen als bei einem fremden Menschen in ungewohnter Umgebung.
Viele kleine Kinder werden derart von Angst ergriffen, wenn sie in ein Sprechzimmer gebracht werden und fremde Menschen um sich sehen, daß der Arzt gar nichts mit ihnen anfangen kann. Zu Hause dagegen können die Eltern sie beim Spiel oder in der Unterhaltung ausfragen.

So können die Eltern helfen

Eltern könnten die Augen ihrer kleinen Kinder auf einen normalen Stand bringen, wenn sie sich ernstlich und gewissenhaft damit befassen wollten. Der Unterricht des Kindes in Entspannungsübungen, Körperschwüngen, Zudecken der Augen und so fort wäre auch für die Nerven der Eltern von Vorteil. Es verlangt allerdings Mühe, Zeit und Aufmerksamkeit, das Sehvermögen eines Kindes zu bessern. Es setzt regelmäßige, täglich eingehaltene Stunden voraus, wenn man es dahin bringen will, sich zu entspannen und entspannt zu bleiben und dann aus dieser Entspannung Nutzen für das Leben zu ziehen. Kinder beschäftigen sich gern, besonders dann, wenn ein Erwachsener mittut. Wenn Erwachsene die Entspannungsspiele mit ihnen zusammen machten, so würden die Übungen nicht langweilig werden und merkliche Fortschritte im Sehen die Belohnung sein. Der dreijährige Joseph hatte ein unterentwickeltes Auge, das schielte. Er wurde zum zentralen Sehen geschult. Eifrig pflegte er seine Mutter an einem Morgen, wo sie viel zu tun hatte, zu erinnern: „Wir haben unsere Augenspiele noch nicht gemacht, Mutti."

Das Wiegen der Babys kann einen Weinkrampf oder bei übermäßig reizbaren Kindern einen Wutanfall beseitigen. Es ist schade, daß der Brauch, ein Kind in den Schlaf zu wiegen, von den Müttern nicht mehr gepflegt wird. Jahrhundertelang war das ein ganz selbstverständlicher Vorgang und hatte als Entspannungsmittel sowohl für das Kind wie für die Mutter großen Wert. Spannungen sind in hohem Grad übertragbar, ebenso die Entspannung. Eine aufgeregte Mutter kann ein Kind maßlos reizen; eine Ruhepause, in der sie das Kind wiegt, kann beide beruhigen und ist beiden eine Wohltat.

Ein kleines Mädchen mit schielenden Augen nahm einmal seine erste Stunde bei uns. Es hatte die Körperschwünge schon gelernt und saß nun da auf einem kleinen Hocker, die Hände auf die Augen gelegt, die Ellbogen auf die Knie gestützt. Der Rhythmus des Kopfschwunges lag ihm noch in den jungen Gliedern, als es leise schaukelnd die Augen zugedeckt hielt. Man machte die Mutter darauf aufmerksam, und das Kind blickte auf und sagte: „Es tut so gut im Nacken." Auch kleine Kinder leiden unter Spannungen im Nacken und unter angespannten Nerven.

Säuglinge, die noch auf dem Arm getragen werden, müßten oft im Sonnenschein gewiegt werden, das Gesicht so gehalten, daß die Sonnenstrahlen auf die Augenlider fallen. Die Augen schließen sich ganz automatisch. Anfangs sträuben sich manche Kinder gegen das helle Licht, aber bald werden sie von der Wärme der Sonne beruhigt, legen sich mit einem Seufzer zurück und entspannen sich. Zwei- und Dreijährige können schon lernen, ein Auge zuzudecken und mit dem andern „Fünkchen" zu blinzeln. Es kann ein regelrechtes Spiel daraus werden – und macht einen Riesenspaß.

Kurz, aber oft ist die Regel bei dieser wie bei allen unsern Übungen. Sonnenschein auf schielenden Augen entspannt die verkrampften Muskeln beinahe so vollkommen wie örtliche Betäubung, bei der das schielende Auge vorübergehend die richtige Lage einnimmt. Augen, die voneinander abweichen, stimmen nach dem Sonnenbad besser überein.

Jedes Kind kann zum Zudecken der Augen überredet werden, wenn jemand eine schöne Geschichte dabei erzählt und das kleine Gehirn beschäftigt wird. Sogar ein nervöses Kind wird unter diesen Umständen fünf oder zehn Minuten stillsitzen und die Augen zudecken, namentlich wenn es vorher ein Sonnenbad und Körperschwünge gemacht hat.

Kleine Kinder mit verkrampften Augenmuskeln leiden unter folternden Nervenspannungen, die oft für Wutanfälle gehalten werden. Einmal wurde mir ein goldlockiges, fast blindes Kind gebracht. Das Mädchen konnte eben erst gehen. Die Eltern stellten es auf den Boden, und es wankte zu mir herüber. Ich bückte mich und nahm das kleine Händchen. Die Mutter rief: „Geben Sie acht! Es wird beißen!“ Das tat es auch – und wie! Nicht aus Bosheit: das Kind war maßlos aufgeregt; seine aufgestaute Nervosität mußte sich entladen. Ich setzte das Kind draußen auf den Rasen, mit dem Rücken zur Sonne, und es fing an, vor- und zurückzuschaukeln und zu summen. „Sie wiegt sich in den Schlaf“, erklärte die Mutter. Es war ein natürlicher Schwung, den das Kind in der beruhigenden Wärme der Sonne machte. Nach zwei Minuten legte sich das Mädchen auf die Seite und schlief fest ein.

Weicht ein Auge von der Blickrichtung ab oder ist es schwächer als das andere, so müßte gerade dieses Auge mehr zur Arbeit herangezogen werden. Das Gehirn macht es sich leicht, bedient sich nur des stärkeren Auges und ignoriert das andere. Bei Kindern soll das stärkere Auge zunächst für sehr kurze Zeitabschnitte mit einer gewölbten Schutzkappe vorsichtig abgeschirmt werden. Zur Verhütung des Gefühls, das Unternehmen sei eine Plage, soll das Kind während der Zeit, in der das Auge zugebunden ist, durch ein besonders reizvolles Spiel oder eine interessante Beschäftigung abgelenkt werden. Wenn das schwache Auge sich kräftigt und das

Kind an die Schutzkappe gewöhnt ist, kann die Dauer des Tragens allmählich erhöht werden. Nie aber soll die Schutzkappe umgebunden werden, wenn das Kind hungrig oder müde ist. Die günstigste Zeit ist nach dem Frühstück, wenn das Kind frisch und guter Stimmung ist, und nach dem Nachmittagsschläfchen. Besonders bei einem nervösen Kind sind viel Schlaf und Ruhe dringend geboten. Jeder, der einen Sehfehler hat, ist nervös. Der Elefantenschwung, vor dem Schläfchen gemacht, begünstigt das Ausruhen.

Der Goldsackschwung

Ein Erwachsener, möglichst jemand mit kräftigem Rücken, stellt sich hinter das Kind und umfaßt es mit den Armen, beugt sich nach vorn, so daß das Kind mit der Hüfte über den zusammengefalteten Händen schlaff wie eine Stoffpuppe hängen kann: auf einer Seite baumeln die Füße, auf der anderen hängen Arme und Kopf herab. Das Kind wird dann im Halbkreis von einer Seite nach der andern sachte geschwungen. Achten Sie darauf, daß es nicht versucht, den Kopf steif nach oben zu halten, sondern ihn zusammen mit den Armen und Schultern schlaff hängen läßt. Ganz kleinc Kinder machen diesen Schwung mit Begeisterung; Kinder unsrer Schule, die an Verkrampfung leiden, betteln oft: „Bitte, können wir nicht Goldsack spielen!“ Summen Sie ein Wiegenlied, während Sie das Kind schwingen. Indem Nacken und Rückgrat sich unbewußt lockern, entspannen sich auch die Augenmuskeln, die Augen fangen normal zu vibrieren an und stimmen in der Blickrichtung besser miteinander überein.

Der Spiegelschwung

Dieser Schwung eignet sich, wie eines unserer Kinder es bezeichnete, „für krumme Augen“. Wenn das linke Auge nach innen schielt, legen Sie über das rechte Auge eine Schutzkappe oder lassen es mit dem Handteller zudecken. Stellen Sie das Kind mit dem

Rücken zum Spiegel und lassen Sie es den Elefantenschwung machen, wobei das Kind bei jedem Schwung nach links einen Blick über die Schulter in den Spiegel wirft. Damit die Übung den Reiz des Spiels gewinnt, soll die Mutter jedesmal, wenn das Kind in den Spiegel schaut, ihm zulächeln oder ihm zuwinken.
Weicht das linke Auge nach außen ab, so soll das Kind über die rechte Schulter in den Spiegel sehen, so daß der Blick über die Nase hinweggelenkt wird. Schielt das rechte Auge, so wird es ebenso behandelt und der Schwung nach der entsprechenden Richtung gemacht.

Tägliche Übungen für daheim

Dieses Programm ist für Kinder zusammengestellt, die in den Kindergarten oder das erste Jahr zur Schule gehen.

Die Sonnenübung

1. Stellen Sie sich neben das Kind, das mit geschlossenen Augen sein Gesicht der Morgensonne zugewandt hat, und wiegen Sie sich beide leicht von einer Seite nach der andern. Singen Sie mit dem Kind zusammen ein Kinderlied. Das Singen gibt den zur Entspannung erforderlichen Rhythmus und zwingt, tief zu atmen, wodurch den Augen frisches sauerstoffreiches Blut zugeführt wird. Nimmt man das Sonnenbad im Hause bei offenem Fenster, so soll darauf geachtet werden, daß die Luft im Zimmer frisch ist. Machen Sie das Kind darauf aufmerksam, wie die Sonne erst auf das eine Ohr, dann auf das andere scheint und die geschlossenen Augen wärmt, indes sie über das Gesicht wandert.

2. Nun bedeckt das Kind ein Auge mit dem Handteller und blinzelt beim Vorbeischwingen ein halbes dutzendmal in die Sonne und wiederholt dasselbe mit dem andern Auge. Wenn diese Übung im Freien gemacht werden kann, wird die Entspannung doppelt so groß sein. Scheint die Sonne nicht, so kann ein helles, künstliches Licht benutzt werden. Dr. Bates hat für trübe Tage, oder

wenn die Übung bei Dunkelheit gemacht werden muß, eine Infrarotlampe von 260 Watt als Ersatz für die Sonne empfohlen. Die Augen benötigen helles Licht, auch wenn es künstlich ist. Dieser Schwung ist bei den Kindern sehr beliebt; er tut auch den Eltern gut. Zwei Strophen eines Liedes genügen als Spieldauer.

Das Elefantenspiel

Bringen Sie dem Kind diesen Schwung bei, wie er auf Seite 31 für Erwachsene beschrieben ist. Eine Walzermelodie, die dazu gespielt wird, bewirkt eine doppelt so große Entspannung. Haben sich die Nerven des Kindes durch die Ausarbeitung der großen Muskeln erst beruhigt, so wird es sich willig und gern zum Zudecken der Augen hinsetzen.

Das Windmühlenspiel

1. Die Körperstellung: Das Kind steht wie beim Elefantenschwung, die Füße ein wenig auseinander und fest im Gleichgewicht. Es hält die Arme in Schulterhöhe nach beiden Seiten waagerecht ausgestreckt.

2. Der Schwung: Ohne die Stellung der Arme zu verändern, wird das Gewicht auf den linken Fuß verlagert, die linke Hand so weit wie möglich nach hinten geschwungen und ihr dabei nachgeschaut. Der rechte Arm bleibt in der ursprünglichen Stellung.

3. Dann wird das Gewicht auf den rechten Fuß verlagert, wobei das Kind schnell die rechte Hand so weit wie möglich nach hinten schwingt und mit seinem Blick der Hand folgt. Der linke Arm geht wieder in die ursprüngliche Stellung zurück.

4. Sechs solche Schwünge genügen für den Anfang, da dem Kind sonst schwindlig werden könnte. Sobald aber Bewegungen und Gleichgewicht zusammenstimmen, kann die Zahl der Schwünge erhöht werden. Dieser Schwung eignet sich besonders für Augen, die schlecht koordinieren, da sie dadurch lernen, ohne Anstrengung und richtig eingestellt von einer Seite nach der andern zu wandern.

Man kann diesen Schwung für die Kinder zu einem Vergnügen machen, indem man dem steifgehaltenen Arm einen Schubs gibt, wenn er vorn vorbeischwingt, und in rascher rhythmischer Folge den linken Arm nach links, den rechten nach rechts stößt.
Ein Dutzend dieser Schwünge morgens, mittags und abends zusammen mit den anderen Entspannungsübungen wird, täglich gewissenhaft ausgeführt, die Nerven beruhigen, die Muskeln kräftigen und das Allgemeinbefinden bessern. Ist erst die Sehkraft beider Augen gleich stark entwickelt, so wird die Verschmelzung des von ihnen doppelt aufgenommenen Bildes vollkommener sein.

Das Zudecken der Augen bei Kindern

Kleine Kinder müssen ebenso wie nervöse Erwachsene mit Diplomatie für das Zudecken der Augen gewonnen werden. Die Übungszeit soll nicht zu einer widerwärtigen, von den Eltern auferlegten Pflicht werden, sondern ein Vergnügen sein, auf das sich das Kind freut. Ganz sinnlos wäre es, zu befehlen: „Hänschen, geh jetzt und deck dir die Augen mit den Händen zu; ich rufe dich, wenn die zehn Minuten vorbei sind." Zehn lange Minuten der Untätigkeit sind für das nervöse Kind wie eine Gefängnisstrafe, und alle Kinder mit Sehstörungen sind nervös. Wird während der zehn Minuten nebenbei eine packende Geschiche vorgelesen, wird Hänschen begierig auf das Zudecken der Augen warten, um zu hören, was weiter passiert.
„Aber Hänschen ist von den andern Kindern nicht für zehn Minuten wegzubringen", lautet der allgemeine Einwand der Eltern. Warum die andern Kinder nicht einladen, mit ihm hereinzukommen? Oder besser noch, die Übung draußen machen, wenn das Wetter günstig ist; es kostet die gleiche Mühe. Die meisten Kinder sind heutzutage überreizt und spielen viel zu lebhaft. Die ganze Nachbarschaft wäre froh, wenn sich eine Mutter fände, die den Kindern, wenn sie müde aus der Schule heimkommen, oder am späten Nachmittag, wenn sie vom eifrigen Spiel überreizt sind und

zu Spannungen, Weinen und Zank neigen, in einer kurzen Ruhepause vorlesen wollte.

Ist niemand da, der dem Kind vorlesen könnte, so ruft man es zu einer Radiosendung, die es gern mag, herein, aber zu keiner aufregenden!

Als Spielregel beim Zudecken der Augen gilt: Kurz und in fröhlicher Stimmung, dafür aber öfter üben. Würden die Lehrer der unteren Schulklassen die Kinder während des Vorlesens die Augen zudecken lassen, gäbe es weniger Unruhe, weniger Unfug und mehr ungeteilte Aufmerksamkeit.

Spiel für kurzsichtige Augen

Besorgen Sie sich zwei gleiche Sätze irgendeines Quartettspieles, mit Tierbildern oder Blumen oder Buchstaben. Auch richtige Spielkarten können verwendet werden, wenn das Kind sie gut kennt. Machen Sie aus dieser Übung ein Ratespiel.

1. Eines der Eltern nimmt den einen Satz, das Kind den anderen. Sie stellen sich so weit auseinander, daß das Kind die Bilder auf den anderen Karten noch sehen kann. Es soll mit dem Rücken zum Licht stehen. Die Karten der Erwachsenen sollen von der Sonne oder von gutem Licht beschienen sein.

2. Das Kind legt die Hälfte seiner Karten auf den Boden vor sich, die Abbildungen nach oben. Der Erwachsene hält eine Karte hoch.

3. Das Kind steht vor seinen eigenen Karten, schwingt leicht von einem Fuß auf den anderen und läßt seinen Blick von einem Rand der hochgehobenen Karte zum anderen Rand gleiten.

4. Wenn das Kind meint, den Buchstaben oder das Bild auf der hingehaltenen Karte erraten zu haben, sagt es nichts, sondern hebt von den vor ihm liegenden Karten diejenige auf, die mit der des Erwachsenen übereinstimmt. Ermutigen Sie das Kind zum Raten.

5. Rät das Kind richtig, geht es und holt sich die gewonnene Karte ab. Hat es falsch geraten, muß es die eigene Karte abgeben.

Um das Ganze interessanter zu machen, werden die Spielergebnisse nach Punkten notiert und die Entfernung zwischen den beiden Spielenden wird nach und nach vergrößert. Der kurze Gang durchs Zimmer nach dem Erraten eines Bildes ist für das Kind sehr entspannend.

6. Für Kinder der unteren Schulklassen, die schon einfache Sätze bilden können, sollen die Buchstaben, die ihnen auf den Karten gezeigt werden, einen Satz ausmachen, der eine Handlung beschreibt, etwa: „Der Hund jagt eine Katze." Jede Mutter, die die Interessen ihres kleinen Kindes kennt, wird dieses Ratespiel den besonderen Erfordernissen des Kindes entsprechend abwandeln und ergänzen können.

Wird dieses Spiel zusammen mit den anderen Körperschwüngen und Morgenübungen, die in den vorhergehenden Kapiteln beschrieben sind, dreimal wöchentlich aufmerksam gespielt, so wird eine merkliche Besserung eintreten.

Das Spiel bleibt lebendig und unterhaltend, wenn man zwischen Karten mit Buchstaben, mit Bildern und mit gewöhnlichen Spielkarten abwechselt. Die Augen strengen sich bei Langeweile an. Ist der Spielleiter gelangweilt, kann er sicher sein, daß es das Kind auch ist.

Vorstellungsbild für die Ruhepausen

Die Handteller auf die geschlossenen Augen gelegt, die Ellbogen bequem auf ein Kissen oder auf einen Tisch gestützt, stellt sich das Kind das Pendel einer Uhr vor, das rhythmisch hin- und herschwingt. Das Kind wiegt den Kopf leicht hin und her, als folge es mit der Nase dem Pendel. Nach zwanzig Schwingungen hebt es seine Nase auf das Zifferblatt und stellt sich die Zahlen vor, sagt jede Zahl laut vor sich hin, wobei es mit der Nase rings um das Zifferblatt wandert. Das Kind kann dann das gleiche noch einmal machen, indem es die Zahlen in umgekehrter Reihenfolge aufsagt. Anschließend wiegt es sich wieder zwanzigmal im Takt des Pendels. Nun ist die Ruhepause zu Ende, die Augen sind erholt, der Sehnerv ist angeregt und die eigentliche Übung kann beginnen.

Eine Geschichte zur Anregung eines Vorstellungsbildes

Dem Kinde vorzulesen, während es die Augen zudeckt

Du kannst dich gewiß an irgendeinen Zwerg erinnern, den du einmal in einem Laden, in einem Garten oder in einem Buch gesehen hast. Wäre es nicht lustig, dir vorzustellen, du bist selbst so ein Zwerglein und hilfst dem Weihnachtsmann in seiner Werkstatt am Nordpol? Die Werkstatt sieht beinah wie das Iglu eines Eskimos aus; rings an den Wänden stehen Arbeitstische, für jeden Zwerg einer. Und alle die kleinen Zwerge sind emsig bei der Arbeit, während du hereinkommst.

Der Weihnachtsmann, der dich an der Tür empfängt, lächelt freundlich und zwinkert fröhlich mit den Augen und bittet dich einzutreten. Er führt dich zu dem großen Ofen in der Mitte der Werkstatt, wo du dich wärmen kannst, denn du bist auf schneebedeckten Wegen mit dem Hundeschlitten viele Meilen weit gefahren und der Wind war eisig kalt. Bald sind Hände, Gesicht und Füße, ist der ganze Körper warm, und du kannst mit dem Weihnachtsmann an eine Werkbank gehen. Er stellt dir Winzig vor, den Zwerg, der rechts von diesem Tisch arbeitet. Winzig ist ein fideles Kerlchen, und du kannst ihn auf den ersten Blick sehr gut leiden. Dann ruft der Weihnachtsmann Froh und macht euch miteinander bekannt. Froh arbeitet an dem Werktisch zu deiner Linken. Die beiden Zwerge tragen wie die andern auch, die alle an ihren Tischen in der riesigen Werkstatt basteln, ein leuchtendrotes Gewand, eine spitze Mütze und schwarze Lederstiefel, ähnlich denen des Weihnachtsmannes, nur viel kleiner natürlich.

Er ist arg beschäftigt, der Weihnachtsmann, denn es sind nur noch drei Monate bis Weihnachten, und so bittet er Winzig und Froh, dir die Arbeit zu zeigen. Das tun sie mit großem Eifer, denn sie mögen dich ebenso gut leiden wie du sie und wollen, daß du bei ihnen bleibst. Beim Weihnachtsmann ist ordentliche Arbeit die Hauptsache, damit die Kinder von den Spielsachen, die er ihnen bringt, nicht enttäuscht sind, wenn sie sie unterm Christbaum finden. Froh erklärt dir, daß sie alle, wenn die Arbeit getan ist, sehr ausgelassen und lustig sind, sonst aber die Gedanken bei der Arbeit haben müssen, die ihnen der Weihnachtsmann gibt.

An deiner Werkbank, wo du nun stehst, sollen weiße Punkte auf schwarze Dominosteine gemalt werden. Winzig hebt den Deckel einer Schachtel auf und zeigt dir die Dominosteine. Jedes schwarze Domino hat eine schwarze Rippe in der Mitte, die den Stein in zwei Felder teilt. Auf dem oberen Feld siehst du, wenn der Stein hochkantig steht, sechs schwarze Punkte: drei schwarze Punkte links, drei schwarze Punkte rechts.

Winzig erklärt dir, daß die Punkte im Dominostein kleine runde Vertiefungen sind, die mit weißer Farbe ausgemalt werden müssen. Auf dem untern Feld des Dominos sind sieben hohle schwarze Punkte. Die Sieben sieht der Sechs fast gleich, nur hat sie in der Mitte noch einen Punkt, so daß die Punkte beinahe wie ein „H" aussehen.

Ein anderes Domino hat acht Punkte im oberen Feld; die Acht sieht wie ein Bilderrahmen aus mit schwarzen Punkten rings um den Rand.

In dem Feld unter der Acht ist die Neun. Die Neun ist in drei Reihen verteilt, in jeder Reihe drei Punkte. Die neun Punkte bedecken das ganze untere Feld des Dominos.

Der Zwerg Froh will dir zeigen, wie leicht diese Arbeit ist, und fordert dich auf, dich auf einen kleinen Hocker zu setzen, während er eine Büchse mit weißer Lackfarbe öffnet. Du nimmst ein Stöckchen und rührst die Farbe vorsichtig um; durch das Umrühren wird sie immer weißer, bis sie schließlich ganz schlohweiß ist. Nun bist du so weit, mit der Arbeit anfangen zu können.

Froh gibt dir einen Pinsel, greift in eine Schachtel und reicht dir ein schwarzes Domino mit kleinen Vertiefungen, die du mit der weißen Farbe ausmalen sollst. Froh sagt: „Male erst die fünf kleinen hohlen Punkte im oberen Feld, dann die drei kleinen hohlen Punkte im unteren Feld aus.“

Jetzt tauchst du den Pinsel in die schlohweiße Lackfarbe ein und setzt in jede Ecke des oberen Feldes einen hübschen weißen Punkt und noch einen Punkt in die Mitte. Nun muß auch das untere Feld ausgemalt werden.

Tauche also den Pinsel wieder in die weiße Farbe ein und fange mit dem Punkt in der linken unteren Ecke an. Dann kommt der Punkt in der Mitte, zuletzt der Punkt in der oberen rechten Ecke dran. Winzig besieht deine Arbeit, und nachdem er sie sehr gelobt hat, stellt er das Domino mit den fünf Punkten in einem Feld und den drei Punkten im andern Feld hinten auf den Werktisch zum Trocknen hin. Er bleibt bei dir stehen und schaut dir zu, während du die andern Dominos bemalst: eines mit einem Punkt oben und neun Punkten unten, ein anderes mit sechs Punkten oben und sieben Punkten unten, dann das Domino mit acht Punkten oben und einem Punkt unten. Auch diese stellt er hinten an deiner Arbeitsbank zum Trocknen hin.

Froh meint nun, es täte dir gut, ein Weilchen aufzustehen und zur Mitte der Werkstatt zu schlendern. Kannst du nun, den Rücken zum Werktisch, sagen, welchen Dominostein du zuerst gemalt hast, welchen als zweiten, als dritten, als vierten und fünften? Ja? Du hast wirklich ein fabelhaftes Gedächtnis! Inzwischen bist du in der Mitte der Werkstatt angekommen und drehst dich nach deiner Arbeitsbank um. Da stehen die Dominosteine, ganz klar und deutlich zu sehen. Du siehst sie ja so klar, daß du Lust hast, noch weiter, bis zur andern Wand, zurückzutreten. Immer noch sind sie vollkommen klar. Wie deutlich doch die weißen Punkte, die du eben gemalt hast, auf dem schwarzen Grund leuchten! Wieder liest du sie von oben nach unten; das geht so: 5 über 3, 1 über 9, 2 über 4, 6 über 7 und 8 über 1. Und nun bist du sicher, alle die kleinen Burschen und Mädchen, die die von dir bemalten Dominosteine zu Weihnachten geschenkt bekommen, werden sehr zufrieden sein, weil du sie so schön gemacht hast.

Diese Fahrt ins Land der Spielzeuge macht viel Spaß und du hast alle die kleinen Zwerge ins Herz geschlossen, aber wenn du an Mutter und Vater und alle deine Freunde daheim denkst, weißt du, sie werden sich ebenso nach dir sehnen wie du dich nach ihnen. Mit einem herzlichen Lebewohl und vielem Winken verabschiedest du dich von deinen Freunden am Nordpol und trittst die Reise nach Hause an. Und ehe du es weißt, bist du wieder daheim.

Unterrichtsanweisungen für die Eltern

1. Die Augen des Kindes sollen vor jedem Übungsspiel von der Sonne ordentlich bestrahlt und anschließend zugedeckt werden; auch während des Übens, sobald das Kind zu ermüden scheint.

2. Der Spiellehrer soll beim Kartenspiel die Karte so halten, daß sie das Kind nicht blendet.

3. Gelingt es dem Kind nicht, die ersten zwei oder drei Karten zu erkennen, so ist die Entfernung für den Anfang zu groß.

4. Klappt es mit den ersten fünf oder sechs Buchstaben oder Bildern und dann nicht mehr, so sind die Augen müde geworden. Lassen Sie das Kind wieder ein Sonnenbad machen und die Augen danach zudecken. Scheint die Sonne nicht, kann ein warmes Licht gebraucht werden.

5. Lassen Sie das Kind nicht zu lange üben. Zehn Minuten mit öfteren kurzen Pausen sind für den Anfang genug.

6. Die Entfernung kann allmählich, wenn sich die Sehkraft des Kindes gebessert hat, vergrößert werden.

7. Werden die Übungen an einem Tag im Sonnenschein gemacht und am nächsten Tag bei künstlichem Licht, so soll die Entfernung nicht vergrößert werden, da dem Kind unter diesen weniger günstigen Umständen das Sehen doppelt schwerfällt.

8. Lassen Sie das Kind nicht auf einen Buchstaben oder auf ein Bild starren oder sich anstrengen, um das Gesehene zu erkennen. Das Sehen wird dadurch behindert. Das Kind muß den Gegenstand

sozusagen im Fluge erhaschen, indem der Blick von einem Bildrand zum andern gleitet. Stellen Sie fest, daß das Kind einen Buchstaben oder eine Karte anstarrt, so legen Sie die Karte sofort weg und lassen Sie das Kind die Augen schließen und sechs Schwünge zählen, bevor die Übung wieder aufgenommen wird.

9. Achten Sie darauf, daß das Kind in regelmäßigen, rhythmischen Zügen atmet. Das Anhalten des Atems zieht eine Überanstrengung der Augen nach sich.

10. Ist eines der Augen viel stärker als das andere, so soll es zeitweise mit einer gewölbten Schutzkappe zugedeckt werden, damit das schwächere Auge die Spielübungen allein macht. Die Entfernung soll dann um ein gutes Stück kürzer sein als für beide Augen zusammen.

11. Beobachten Sie kleine Kinder im Hinblick auf schlechte Gewohnheiten, zum Beispiel, ob sie den Kopf schief halten, ob sie starren, den Lidschlag vergessen oder den Atem anhalten, wenn sie sich zu konzentrieren bemühen, und auf andere Zeichen der Verkrampfung. Achten Sie aber auch auf die eigenen Gewohnheiten, da Kinder schnell dabei sind, andere nachzuahmen und eine Verkrampfung der Augen sich leicht überträgt.

12. Normale Kinder sind von Haus aus regelrechte Leseratten. Wenn die Eltern nur begreifen wollten, daß die Abneigung eines Kindes gegen das Lesen in den meisten Fällen von einer Augenstörung herrührt! Die Beschwerden entstehen aller Wahrscheinlichkeit nach daher, daß das Kind nicht für die Nähe akkommodieren kann. Dies läßt sich jedoch überwinden, wenn dem Kind beigebracht wird, die Nerven zu entspannen. Das Lesen wird dann keine Qual, sondern eine Freude sein. Das Auge ist widerspenstig; alles, was wir bewußt mit ihm unternehmen wollen, wirkt sich ins Gegenteil aus. Deshalb ist alles das, was wir mit den Augen bewußt zu tun versuchen, falsch. Man muß den Kindern also beibringen, n i c h t s mit den Augen tun zu wollen, sondern alles von selbst geschehen zu lassen. Allgemein herrscht die Ansicht, daß Kinder kurzsichtig werden, weil sie zuviel lesen. Die Kurz-

sichtigkeit kommt aber nicht vom Gebrauch der Augen beim Nahsehen her, sondern von der Anstrengung, Dinge in der Ferne zu sehen.

13. Behalten Sie im Sinn: „Wenn man die Augen ausruht, noch ehe sie müde sind, werden sie nie an Erschöpfung leiden.“

Für die Augen der Schulkinder

Das Sehvermögen vieler Kinder der unteren Schulklassen ist normal; sie sehen ohne Schwierigkeit die schwarze Wandtafel. Aber die meisten Volksschullehrer können bezeugen, daß im Laufe der ersten Schuljahre immer mehr Kindern Augengläser verschrieben werden müssen. Dieses Versagen der Sehkraft ist nicht allein dem oft durch ungünstig einfallendes Licht entstehenden Blenden der Tafel zuzuschreiben. Es steht vielmehr fest, daß das Aufnehmen fremder Dinge – neuer Wörter und Sätze, unbekannter Zeichen und Landkarten – dem Auge eine Anstrengung bedeutet. Die Anstrengung kann behoben werden, indem den Kindern bekannte Dinge aus der gleichen Entfernung täglich zu lesen gegeben werden. Die Leichtigkeit, mit der das Auge vertraute Wörter, Zahlen und Gegenstände aufnimmt, die Leichtigkeit des Sehens ohne alle Anstrengung läßt sich auch auf Unbekanntes übertragen, wobei die normale Sehtätigkeit erhalten bleibt, verminderte Sehkraft gesteigert wird.

Das Kalenderspiel

Eine Übung, durch die die Eltern dies bei Kindern der unteren Klasse erreichen können, ist das Kalenderspiel. Kleine Kinder lernen mit Begeisterung Neues, und wenn sie in der Schule auch noch keine Zahlen gelernt haben, ist es doch sehr leicht, ihnen die Zahlen auf einem Kalender beizubringen, wie er in diesem Buch früher beschrieben worden ist. Der Kalender kann, an einem Kleiderbügel befestigt, in gutem Licht jeden Morgen im Wohnzimmer aufgehängt werden, und zum Vorteil von Mutter und Kind kann das Spiel beginnen:

1. Baden Sie die Augen in der Sonne und blinzeln Sie durch die lose geschlossenen Lider die Sonnenstrahlen an, während das Kind Elefant spielt und sich hin- und herwiegt.

2. Mutter und Kind sollen sich danach hinsetzen und die Augen fünf oder zehn Minuten lang, je nachdem, wieviel Zeit vorhanden ist, mit den Handtellern zudecken. Inzwischen kann die Mutter eine Geschichte erzählen; ein andermal kommt das Kind mit Erzählen an die Reihe.

3. Stellen Sie sich so, daß das Kind den Kalender erreichen kann, und zeichnen Sie mit dem Zeigefinger die großen Zahlen nach, wobei Sie jede Zahl benennen.

4. Treten Sie so weit zurück, daß das Kind gerade noch die Ziffern sehen kann, und tun Sie nun so, als ob Sie die Ziffern mit dem Zeigefinger nachzögen, während Sie laut vorlesen.

5. Zur Abwechslung können Sie einen der beiden kleinen Kalender am Fuß des großen Kalenders in entsprechender Entfernung ebenso lesen.

6. Suchen Sie alle Zweien auf dem Kalender, dann alle Fünfen heraus, und so fort.

7. Lesen Sie jede zweite Zahl laut, die andern im Geist.

8. Lesen Sie die erste und letzte Zahl in jeder Reihe, dann die zweite und vorletzte, die dritte und drittletzte.

Damit die Übung lebendig bleibt, können Mutter und Kind neue Zahlensprünge und Spiele mit den Zahlen erfinden. Es wird überraschen, wie sich die Sehkraft durch diese einfache Übung bessert. Die Entfernung vom Kalender kann von Woche zu Woche vergrößert werden; eine auffallende Besserung der Augen wird sich sowohl in der Schule wie daheim feststellen lassen.

HINWEISE FÜR SCHWACHSICHTIGE

Der Gedanke ist ein Zwilling des Impulses; Gewohnheit und Impuls, fein ineinandergegliedert, sind für das Gedächtnis, die Urteilskraft und das Sehen Voraussetzung.

John Dewey

Das Sehen ist ein Impuls. Wir behaupten daher, daß ein gutes Gedächtnis schwache Augen zum Sehen bringt und umgekehrt das Gedächtnis sich mit zunehmender Sehkraft bessert.

Sehen heißt, Licht wahrzunehmen. Auge und Gehirn gleichen einer Lampe und dem Stromkreis; zwischen beiden muß eine Verbindung hergestellt werden. Ist das Auge zu schwach, dem Gehirn eine Mitteilung zuzuleiten, so kann ein gesundes Gehirn lernen, dem Auge das Bild mitzuteilen. Einerlei, auf welche der beiden Weisen die Verbindung zustande kommt, jedenfalls entsteht so das Sehen, und dieses Sehen läßt sich steigern. Gutes Sehen ist weiter nichts als eine hochgradige Lichtempfindung, eine höchstmögliche Entwicklung der Leistungsfähigkeit des menschlichen Auges.

Bei blinden und fast blinden Augen vertritt man den üblichen Grundsatz, diesen Mangel durch andere Sinne auszugleichen. Sehen ist nicht unbedingt nötig; die andern Sinne können so entwickelt werden, daß sie einen Ausgleich für das fehlende Augenlicht bilden können.

Wir Anhänger der Bates-Methode aber vertreten den gegenteiligen Standpunkt: Solange noch eine Lichtempfindung und ein gutes Gehirn vorhanden sind, läßt sich die Sehkraft steigern. Wieweit bei solchen Augen eine Besserung möglich ist, hängt selbstverständlich von den körperlichen, geistigen und optischen Gegebenheiten des Einzelfalles ab. Welche anderen Faktoren bei einem schwachsichtigen Auge auch immer mitspielen mögen, eine Verkrampfung der Muskeln ist stets vorhanden. Die Verkrampfung allein genügt oft, Beschwerden zu verursachen, die, im Anfang nur Tätigkeitsfehler, sich mit der Zeit zu organischen Fehlern auswachsen. Die Behebung der Verkrampfung führt in jedem Fall zu einer bedeutenden Erleichterung. Die Erfahrung zeigt, daß, wenn der Mensch Augen und Gehirn richtig zu entspannen lernt, er an allgemeiner Widerstandskraft gewinnt und der Körper besser imstande ist, Krankheiten und Störungen zu überwinden. Schwachsichtigen zu helfen, das vorhandene Sehvermögen zur höchstmöglichen Leistungsfähigkeit durch Entspannung zu entwickeln, ist ein würdiges Unternehmen und Ziel dieses Kapitels.

Wie man Schwachsichtige führt

Trotz allen Bestrebens, dem Schwachsichtigen zu helfen, wissen Freunde und Verwandte doch meist nicht, wie sie es richtig anstellen sollen. Einige Hinweise, wie dem Blinden oder fast Blinden zu helfen ist, dürften also von Nutzen sein.

Wie oft beobachtet man, daß der Begleiter einen Blinden plötzlich beim Arm packt und mit ihm loszieht, indem er den Blinden voranschiebt, dem Ungewissen entgegen, darauf angewiesen, sich selbst die Stufe hinunterzutasten, an den Buckeln im Pflaster vorbeizusteuern und sich vom Bürgersteig auf die Fahrbahn vorzufühlen. Richtig wäre es, dem Blinden den Arm zu bieten. Dann wüßte er, der sich auf das Sehen nicht verlassen kann, durch den Tastsinn Bescheid und könnte sich nach den Bewegungen seines Begleiters richten, wenn dieser die Stufen hinauf- oder hinuntersteigt, seitlich ausweicht oder stehenbleibt; der Tastsinn würde ihm das Sehen ersetzen. Für den Begleiter eines Blinden wäre es eine gute Übung, in einer vertrauten Umgebung selbst einmal mit geschlossenen Augen umherzugehen. Es wäre sogar empfehlenswert, im Hause eines Freundes einmal nachts ohne Licht herumzulaufen, damit man sich vorstellen kann, welch ein Gefühl ein Blinder oder Schwachsichtiger beim Gehen hat.

Beim Herabsteigen über eine Treppe soll der Begleiter stets vorangehen, den Arm vor dem Blinden ausstrecken und sich mit der Hand am Geländer festhalten. Der Schwachsichtige folgt hinterher, umfaßt mit einer Hand das Geländer und legt die andere auf die Schulter des Begleiters, die Augen geradeaus gerichtet. Dann spürt er jeden Schritt, den der Begleiter abwärts macht, und sollte er etwa stolpern oder sollte es ihm schwindlig werden, kann der Begleiter ihn stützen. Schlimmstenfalls würde er sich unsanft hinsetzen, statt kopfüber die Treppe hinabzustürzen – ein Unfall, den zu verhüten der Begleiter machtlos wäre, wenn er seinen Schützling nur beim Ellbogen festhielte.

Es ist für Schwachsichtige praktisch, Schuhe mit biegsamen, dünnen Sohlen zu tragen, damit die Füße den Weg fühlen lernen. Die Füße sollen daran gewöhnt werden, sich unabhängig vom Sehen zurechtzufinden. Das Gehen ist eine unbewußte Tätigkeit, die beim normalen Menschen ohne Zutun der Augen vor sich geht. Ein persönliches Erlebnis gibt hierfür einen schlagenden Beweis. Wir mußten täglich fünf Meilen auf einem holprigen Weg in bergigem Gelände zu Fuß gehen. Wir stießen mit den Zehen an, verletzten die Füße, zerrissen die Schuhe und knickten mit dem Fußgelenk um, mochten wir noch so fleißig auf die Steine und auf das Geröll aufpassen. Der tägliche Gang war eine Qual. Später zwang uns eine Änderung der Umstände, die fünf Meilen in mondlosen Sternennächten zu gehen. Es wäre müßig gewesen, auf unsere Schritte zu achten, denn der Weg erschien nur als schwacher Schimmer in der Dunkelheit. Wir gaben es also auf, die Schritte durch die Augen lenken zu wollen, und ließen die Füße, wie von der Natur vorgesehen, gewähren. Keiner von uns stolperte mehr auf diesen nächtlichen Wanderungen oder knickte mit dem Fuß um, und unsere Augen waren frei, die Schönheit der Umgebung im Sternenlicht zu bewundern.

Wenn ein Schwachsichtiger durchs Zimmer geht, soll er die Aufmerksamkeit auf Hüfthöhe richten, denn dort sind die Umrisse

der Möbel am deutlichsten zu sehen. Schwachsichtige, die jedoch genug Sehkraft besitzen, einen Stuhl oder einen Tisch zu erkennen, richten meist den Blick starr in die Höhe und erleiden so manchen unnötigen Zusammenstoß.
Bevor ein Schwachsichtiger sich setzt, sollte er sich über den Sessel beugen und ihn mit den Augen abwandern, indem er den Kopf mitbewegt und von rechts nach links die beiden Armlehnen und die Seiten des Sessels feststellt. Das bewahrt ihn davor, sich, statt auf ihn, neben den Sessel zu setzen – ein Pech, das vorkommt, wenn nur eine der Armlehnen festgestellt worden ist.

Hinweise für schwache Augen bei der Arbeit

Die körperlichen und geistigen Entspannungsübungen bereiten Sie gut für die Tagesarbeit vor. Wenn Ihre Augen Licht wahrnehmen, geben Ihnen diese Übungen mehr Aussicht, während des Tages Formen und Bewegungen wenigstens flüchtig zu erkennen. Nehmen Sie aber das Licht nicht wahr, so wird Ihnen die Erleichterung, die diese Übungen den Nerven und verkrampften Muskeln bringt, wohltun.
Schauen Sie bei der Arbeit auf Ihre Hände. Wenn Sie zum Beispiel Geschirr spülen, richten Sie den Blick nicht starr auf den Teller, sondern verfolgen Sie die Bewegung des Spültuchs, wie es den Teller abwischt. Wenn Sie den Bewegungen der Hände mit dem Kopf folgen, wird das Starren unterbunden. Diese Gewohnheit muß unter allen Umständen vermieden werden. Schwache Augen starren die Sonne und die Gesichter an, richten den Blick starr in die Ferne, während man selbst in Gedanken versinkt oder sogar einschläft, mit starren Augen, die Lider verkrampft.
Sorgen Sie dafür, daß das Licht von links vom Rücken her auf die Arbeit fällt, statt Ihnen ins Gesicht zu scheinen und die Augen zu blenden. Licht, das in die Augen scheint, macht dem schwachen Auge das Sehen unmöglich; zum Beispiel kann ein weißes Tisch-

tuch so blenden, daß Teller, Bestecke und Speisen schlecht erkannt werden.
Ratsam wäre, dem Schwachsichtigen ein großes dunkles Tuch unter sein Gedeck zu legen. Dadurch würden die Bestecke, der Teller und die Speisen sich deutlich abheben.
Nun meinen Sie aber bitte nicht, Sonne und Licht wären schlecht für die Augen! Weit davon entfernt! Sonnenbäder regen die Netzhaut an und fördern das Sehen. Wenn Sie aber die Augen in der Sonne baden, sollen Sie dabei nicht versuchen, etwas zu sehen. Nach dem Sonnenbad decken Sie die Augen mit den Händen so lange zu, bis das Licht vom Sehnerv aufgesaugt worden ist. Wenn Sie dann, die Lichtquelle im Rücken, das Licht hell auf Ihre Arbeit scheinen lassen, werden Sie sicher besser sehen können (siehe im Kapitel „Allgemeine körperliche Entspannung" über die Sonnenbestrahlung der Augen).
Räume, in denen sich Menschen mit schwachen Augen aufhalten, sollten stets besonders hell erleuchtet sein, die Wände sollen hellfarbig, die Vorhänge nicht zu schwer oder dunkel und zur Unterstützung der schwachen Sehkraft weit zurückgezogen sein.
Eine Schülerin, die ein Sehvermögen entwickelt hatte, das im Freien und in hell erleuchteten Räumen recht brauchbar war, klagte, sie könne ihren Freunden nie zeigen, wie gut sie sehe, weil deren Häuser immer düster und von überstehenden Dächern und wucherndem Klettergewächs verdunkelt seien. Bei Einladungen gäbe es nur Kerzenbeleuchtung, und ginge man zum Essen aus, so wäre das Restaurant so schwach erleuchtet, daß sie das Essen auf dem Teller kaum finden könne. Je schwächer die Sehkraft, um so mehr Licht ist nötig, um der Netzhaut ein Bild einzuprägen.

Gebrauch der Augen beim Fahren

Beim Autofahren kann man oft beobachten, wie der Mitfahrende auf dem Vordersitz mit starren Augen krampfhaft auf die Fahrbahn schaut. Für das schwachsichtige Auge ist dies besonders schädlich. Sitzt man aber aufrecht und hat man den Kopf gerade auf der Wirbelsäule und dreht ihn bewußt von einer Seite der Fahrbahn nach der andern, indem man die Landschaft mit einem Blick streift, so stellt sich oft unverhofft gutes Sehen ein. Schwache Augen neigen dazu, starr und steif vor sich hinzublicken, und achten nicht auf die vorbeiziehende Umwelt. Deshalb lernen Sie, beim Fahren oder Gehen die Augen wandern zu lassen.

Gewöhnen Sie den Augen an, sich lebhaft zu bewegen. Nehmen Sie einen großen Ball und werfen Sie ihn aus einer Hand in die andere. Folgen Sie ihm mit dem Blick und lassen Sie auch die Nase mitgehen, wenn er aus einer Hand in die andere überwechselt. Werfen Sie den Ball dann etwa fünfunddreißig Zentimeter hoch und fangen Sie ihn mit beiden Händen auf. Folgen Sie dem Ball mit den Augen, auf und ab.

Dr. Bates hat festgestellt, daß es für schwache oder angestrengte Augen außerordentlich entspannend ist, jungen Katzen oder Hunden beim Spiel zuzuschauen; man ist vergnügt und interessiert, und die Augen werden in rasche Bewegung versetzt.

Die Vorstellung von Form und Gestalt

Lernen Sie wieder, sich für Formen zu interessieren. Menschen, die sich damit abgefunden haben, schlecht zu sehen, neigen dazu, sich auf Gehör und Tastgefühl zu verlassen. Sie haben verlernt, an die Form, die Gestalt eines Gegenstandes zu denken. Das Gehirn hinter dem Auge muß wieder hierzu angeleitet werden. Dies trifft vor allem für Gedrucktes zu. Wollten Menschen mit schwachen Augen sich der Form der Buchstaben genau erinnern, würden sie womöglich bald wieder wenigstens die Schlagzeilen lesen können. Eine gute Vorstellungsübung ist, das Alphabet durchzugehen, wenn nötig mit Hilfe eines Freundes, und im Geist die Form der großen Buchstaben zu rekonstruieren. Wenn das gelingt, macht man dasselbe mit den kleinen Buchstaben und schließlich mit der Schreibschrift. Dies ist wesentlich, wenn das Gehirn die Buchstaben deuten soll, die das Auge vielleicht erkennen kann. Die Buchstaben können bei dieser Übung mit der Nase in die Luft geschrieben oder mit dem Finger in die Hand gezeichnet werden.

Auch Menschen mit schwachem Sehvermögen, die ihre Augen entspannen, sollen denken, damit sie sehen. Sie haben sich daran gewöhnt, wenig zu sehen, und verlassen sich auf die anderen Sinne. So geht das Gehirn, wenn das Auge gelernt hat, wieder etwas zu sehen, gar nicht mehr darauf ein; das Bild wird auf dem empfindlichen Film, auf dem der Gegenstand aufgenommen wurde, gar nicht entwickelt, es findet keine Zusammenarbeit zwischen Auge und Gehirn statt.

Ich hatte einmal einen kleinen Jungen als Schüler, der in einer Blindenanstalt aufgewachsen war. Die Sehkraft stellte sich allmählich wieder bei ihm ein und entwickelte sich recht erfreulich. Eines Tages fragte ich ihn: „Peter, du siehst jetzt im Unterrichtssaal ganz gut. Wie steht es damit im Freien?" Er antwortete: „Sicher könnte ich auch auf der Straße besser sehen, wenn ich nur daran denken würde, aber ich bin so lange ohne Augenlicht gewesen, daß ich einfach nicht daran denke, zu sehen." Deshalb ermahne ich inständig alle mit schwachen Augen: Bitte, denken Sie daran, zu sehen!

Denken Sie auch daran, zu atmen! Es ist eine allgemeine Gewohnheit der Schwachsichtigen, wie auch jener mit Brechungsfehlern, den Atem anzuhalten, wenn sie etwas sehen wollen. Sie atmen sonst vielleicht ganz natürlich, aber im Augenblick, da sie etwas sehen wollen, hören sie auf zu atmen oder atmen gerade so viel, daß dem Körper ein Mindestmaß an Sauerstoff zugeführt wird. Das Atmen ist zum Sehen unentbehrlich. Wünschen Sie wirklich einen Gegenstand zu sehen, so atmen Sie tief aus. Der Antrieb, den der Blutkreislauf dadurch erfährt, wirkt sich anregend auf die Netzhaut aus und kann sogar bei beginnendem Star die Trübungen des Auges abschwächen.

Decken Sie die Augen oft zu, wenn möglich, für längere Zeitabschnitte, sonst ab und zu für einige Minuten. Hüllen Sie die Augen in Dunkelheit, um sie zu entspannen. Das Auge besitzt eine ungeheuere Fähigkeit, sich selbst zu heilen, wenn ihm Gelegenheit dazu geboten wird. Diese Gelegenheit heißt Entspannung, die erst durch das Zudecken der Augen erworben und dann auch bei der Arbeit aufrechterhalten wird. Ich habe erlebt, wie Augen, die durch Säure verbrannt, die operiert waren, Augen, bei denen die Regenbogenhaut verletzt war oder die sonstwie schweren Schaden genommen hatten, sich unter dem Einfluß der Entspannung merklich erholten.

Auch eine minderwertige Kamera, die Licht durchläßt oder eine schadhafte Linse hat, kann, wenn der Film gut ist, ein leidlich gutes Bild aufnehmen; ein Bild, das von einem geschickten Photographen zur höchsten Vollendung entwickelt werden kann. Mit dem Auge ist es genauso. Augen, die von Mißbildungen, Verletzungen und andern Defekten angegriffen sind, können, wenn die Netzhaut einigermaßen in Ordnung ist, ein leidlich gutes Bild liefern, das, bei geschulter und intelligenter Deutung durch ein gutes Gehirn, klar erkannt wird. Das Gehirn arbeitet mit Hilfe des Gedächtnisses und der Vorstellungskraft. „Die Erkennungsfähigkeit", erklärt Aldous Huxley, „hängt von dem Umfang, der Art und der Verfügbarkeit früherer Erlebnisse ab, . . . die für uns nur noch im Gedächtnis existieren. So stimmt es, wenn man sagt, das Sehen hänge von dem Gedächtnis und von der Vorstellungskraft ab." Wenn das Augenlicht schwindet, beginnt auch das Gedächtnis zu schwinden. Indem das Sehvermögen sich neu bildet, kehrt das Gedächtnis wieder. Menschen, die sich mit dem Blindsein abgefunden haben, entwickeln oft ein hervorragendes Gedächtnis, jedoch für die andern Sinne, nicht für das Sehen: ein akustisches Gedächtnis oder eines, das auf dem Tastsinn beruht, aber kein optisches Gedächtnis. Bemühen Sie sich also um das optische Gedächtnis, das sich an Formen und Gestalt früher gesehener Dinge erinnert.

Entspannung macht Blinden oder Schwachsichtigen die Sonne angenehm, sie sind befreit von den Schmerzen, die von Spannungen herrühren, von dem Farbenflimmern, den Sehirrungen und andern Symptomen der Verkrampfung, und genießen eine wohltuende Ruhe.

Ein Vorstellungsbild zur Entspannung

Menschen, die ein schwaches oder gar kein Sehvermögen haben, brauchen geistige Entspannung; diese wird durch angenehme Erinnerungen herbeigeführt. Beschäftigt sich der Geist mit schönen oder interessanten Vorstellungen, so entspannen sich verkrampfte Augen und Nerven. Nachstehendes Vorstellungsbild eignet sich zum Vorlesen, während der Schwachsichtige oder Blinde die Augen zudeckt.

Sie sitzen in einem behaglichen Sessel. Vor ihnen ist ein kleiner, drei Zentimeter breiter Streifen aus weißem Plastik. Er bildet vor Ihnen einen Halbkreis, ist rechts erhöht und läuft links in eine winzige Rampe aus, die in einen silbernen Schmuckkasten führt. Zu Ihrer Rechten steht eine Kristallschale, gefüllt mit kugelförmigen, herrlich geschliffenen Edelsteinen. Da ist eine prächtige Rubinkugel, eine grüne Kugel aus Jade, eine weiße, funkelnde Diamantkugel, eine Onyxkugel, schwarz und glänzend, eine violette Amethystkugel, eine Smaragdkugel von sattem Grün, eine bernsteinfarbene Topaskugel, eine Saphirkugel, die im Licht glitzert, eine Opalkugel von wunderbarem Farbenspiel – leuchtendes Rot, Grün und Rauchblau – und eine blankpolierte Kugel aus Elfenbein.

Nehmen Sie nun eine Edelsteinkugel aus der Kristallschale heraus. Drehen Sie sie zwischen den Fingern, so daß die vielen glänzenden Facetten das Licht auffangen, es brechen und Ihnen in allen Farben zurückstrahlen. Legen Sie die Kugel auf den kleinen Plastikstreifen und lassen Sie sie rollen. Sie läuft über den Halbkreis vor Ihnen, gewinnt durch das Gefälle an Geschwindigkeit, rollt weiter und

fällt schließlich über die kleine Rampe in den Schmuckkasten zu Ihrer Linken.
Wiederholen Sie dieses Spiel mit allen Kugeln und genießen Sie deren Schönheit und Farben: Jade, Diamant, Onyx, Amethyst, Smaragd, Topas, Saphir, Opal und Elfenbein. Verfolgen Sie jede Kugel genau, wenn sie die halbkreisförmige Bahn hinab und über die kleine Rampe in den Schmuckkasten rollt.

Dominospiel für Menschen mit sehr schwachem Augenlicht

Zur Vorbereitung baden Sie die Augen in der Sonne, machen die Körperschwünge und decken die Augen zu, wie es in den vorhergehenden Kapiteln beschrieben wurde.

1. Setzen Sie sich mit dem Rücken zur Sonne, so daß sie über Ihre linke Schulter scheint. Sie haben sich mit einer Schachtel großer, schwarzer Dominosteine versorgt, die bis zum Neuner-Pasch zählen; das Spiel ist dann interessanter, als wenn es nur bis zum Sechser-Pasch zählt. Legen Sie die Steine auf einen Tisch zu Ihrer Rechten. Der Schachteldeckel, die offene Seite nach oben, wird links von Ihnen aufgestellt. Nun kann das Spiel beginnen.
2. Nehmen Sie aus der Schachtel rechts einen Dominostein. Schließen Sie leicht die Augen. Fahren Sie mit den Fingerspitzen über die Punkte in einem der beiden Felder, dann über die Rippe in der Mitte des Steines und über die Punkte im andern Feld. Nun haben Sie ein geistiges Bild von dem Punktmuster.
3. Sie halten die Augen noch geschlossen, wiegen den Kopf von einer Seite nach der andern und stellen sich die Punkte stechend weiß gegen den tiefschwarzen Grund des Dominosteins vor, erst auf dem einen, dann auf dem andern Feld.
4. Atmen Sie tief ein, während Sie den Kopfschwung fortsetzen. Dann öffnen Sie die Augen. Schweifen Sie mit dem Blick erst über das eine Feld des Dominosteins, dann über das andere, indem Sie ihn ins Sonnenlicht halten und dem Blick mit der Nasenspitze folgen. Erinnern Sie sich des Vorstellungsbildes von der Punkt-

einteilung und halten Sie den Stein dem Auge so nahe, wie es Ihnen behagt. Vergessen Sie nicht, zu atmen.

5. Seien Sie nicht enttäuscht, wenn das Muster sich nicht gleich zeigt, wenn Sie es nicht klar sehen. Schließen Sie vielmehr die Augen, wiegen Sie langsam und leicht den Kopf und vergegenwärtigen Sie sich das Punktmuster, wie Sie es mit den Fingerspitzen gefühlt haben, als Sie den Stein abtasteten.

6. Öffnen Sie die Augen wieder, atmen Sie tief und zeigen Sie mit der Nase, von Ihrer Aufmerksamkeit gesteuert, erst auf das eine, dann auf das andere Dominofeld. Versteifen Sie sich nicht darauf, den Stein genau zu sehen; nehmen Sie es vielmehr hin, wie es kommt; das nächste Mal wird es besser gehen.

7. Legen Sie den Dominostein in den Schachteldeckel zu Ihrer Linken und nehmen Sie aus der Schachtel rechts einen andern Stein. Schließen Sie wieder die Augen. Tasten Sie mit den Fingern über die Punkte der beiden Felder. Wiegen Sie den Kopf viermal hin und her und stellen Sie sich die Punkte vor, leuchtend weiß auf dem schwarzen Grund.

8. Öffnen Sie die Augen und zeigen Sie mit der Nase nacheinander auf die beiden Felder, wobei die Sonne auf den Stein scheinen soll. Wenn Sie diese Übung zum erstenmal machen, versuchen Sie es nicht mit mehr als sechs oder acht Dominosteinen, es sei denn, Sie können die Punkte ohne Mühe erkennen. Wenn Sie die Übung in entspanntem Zustand machen, wird sich das Sehvermögen mit jedem Mal bessern. Nach dem Üben baden Sie die Augen in der Sonne und decken sie dann ab. Je größere Besserung Sie von Übung zu Übung feststellen, um so weiter können Sie die Dominosteine vom Gesicht entfernen und sie später von jemand anderem noch weiter weg halten lassen.

Das Dominospiel für Menschen ohne Lichtempfindung

Dasselbe Dominospiel, im Geist geübt, wird Augen und Gehirn eine große Entspannung bringen. Als erstes müssen die Dominosteine mit dem Tastsinn studiert werden, bis die einzelnen Punktzahlen dem Geist völlig geläufig sind. Dann, während die Augen beim Zudecken ausruhen, stellt man sich vor, wie die Hand aus der Schachtel rechts einen Dominostein herausnimmt und seine Punkte feststellt: drei Punkte in einem, neun Punkte im andern Feld und so weiter. Man legt dann in der Vorstellung den Stein in den leeren Deckel und holt sich von rechts einen anderen Dominostein heraus.

Der Sinn dieses Vorstellungsspieles ist, Nerven und Geist durch die Betätigung des Gedächtnisses zu entspannen; sogar das blinde Auge wird dadurch in Bewegung versetzt, was beruhigend, wohltuend und schmerzstillend wirkt.

DIE FARBENBLINDHEIT

Den Augen kann man nicht ganz trauen. Die Welt, in der wir leben, besteht aus optischen Täuschungen. Wir glauben Farben zu sehen, obgleich sie nur in unserem Gehirn existieren; wir halten manches dann für schön, wenn wir es – oder Ähnliches – schon früher gesehen haben.

André Girard

Laut Statistik wurden in den USA fünfzehn Prozent der Anwärter für die Marine, zwölf Prozent der für das Heer und fünf Prozent der für die Luftwaffe zurückgewiesen, weil sie farbenblind waren. Für die Mannschaften der Feuerwehr und der Polizei sowie für die Eisenbahnangestellten ist der Farbentest Vorschrift. Dieses Thema ist also von vielseitiger Bedeutung.

Wir können aus Erfahrung sagen, daß in sonst normalen Augen, deren Netzhautnerven farbenblind sind, der Farbensinn entwickelt werden kann. Dies erreicht man durch Entspannung der Augen und Nerven und durch Erziehung der Augen, Farbwerte zu unterscheiden, statt alles nur als hell oder dunkel zu empfinden. Die Farbenempfindlichkeit kann entwickelt werden, indem man die Nervenenden der Netzhaut schult, auf die verschiedenen Wellenlängen der Spektralfarben zu reagieren. Wie wir festgestellt haben, kommt wirkliche Farbenblindheit äußerst selten bei Menschen mit gutem Sehvermögen vor, das heißt, daß sie alles als schwarz, weiß oder grau sehen. Viele farbenblinde Augen – meist handelt es sich um eine Dezentralisierung oder um eine Abstumpfung den Farben gegenüber – mißdeuten oder verwechseln bestimmte, hauptsächlich alle roten, grünen und braunen Farben.

Der Farbensinn normaler Netzhautnerven

Die Wissenschaft lehrt uns, daß in den frühen Entwicklungsstadien alle Menschen farbenblind waren. Die Netzhautnerven waren noch nicht so weit entwickelt, den Farbunterschied der von den einzelnen Dingen zurückgestrahlten, verschiedenen Lichtwellen wahrnehmen zu können. Im Laufe der Zeit bildete sich in der Netzhaut die Farbempfindlichkeit aus, wie auch das Ohr sich zur Wahrnehmung von Musik verfeinerte, statt nur den Rhythmus des Trommelschlages zu vernehmen. Während nun die Netzhaut sich entwickelte, lernten die lichtempfindlichen Netzhautnerven die Farbwellen von Rot, Gelb und Blau zu unterscheiden. Die Wissenschaft nimmt an, daß eine der Zellschichten die Fähigkeit entwickelte, die einzelnen Farben festzustellen, um diese Empfindungen dann einer andern Zellschicht zuzuleiten, die eine feinere Unterscheidung der Farbtöne vornimmt. Mittels einer andern Schicht von Nervenzellen lernte schließlich das Gehirn, diese Feststellungen sinnvoll zu ordnen, und der Farbenreichtum unserer Welt wurde dem Geist deutlich.

Die Entwicklung des Farbensinns, die sich im Lauf von Jahrtausenden beim primitiven Menschen vollzog, läßt sich an den unentwickelten Netzhautnerven eines zivilisierten Menschen wiederholen. Für diese Erziehung muß man die Farben, ihre Zusammensetzung und die Komplementärwirkung der Farben untereinander kennen. Das Auge muß den Vorgang, der sich beim Mischen gewöhnlicher Wasserfarben vollzieht, tatsächlich erleben – wie aus Rot und Gelb Orange und aus Gelb und Blau Grün entsteht. Das normale Auge muß auch die Wirkung verschiedener Beleuchtung auf eine Farbe kennen, um sie richtig erkennen zu können, wie zum Beispiel Blau, Rot und Violett bei gelbem Licht aussehen. Selbst das normale Auge braucht gutes Licht, um Farben unterscheiden zu können. Jedes Auge ist bei Dunkelheit oder Halbdunkel farbenblind, denn bei einem bestimmten Lichtgrad versagt der Farbensinn. In der Dämmerung oder in der Nacht erscheint jedem alles grau. Auch beeinflußt Müdigkeit die Farbempfindlichkeit; der Farbenüberdruß lähmt die Empfindung gegenüber allen Farben. Einem Mann, der tagtäglich mit einer blau-grünen Versilberungsflüssigkeit arbeitete, waren die Netzhautnerven gegenüber dem gesamten Blau-Grün-Anteil des Spektrums abgestumpft. Ihm erschien alles rot, in der Komplementärfarbe von Grün. Wir rieten ihm, ein leuchtend rotes Tuch hinter das Faß zu hängen und es während der Arbeit zum Ausruhen der Augen oft anzusehen. Die Farbempfindlichkeit für Grün und Blau stellte sich bei ihm wieder ein.

Der Farbensinn bei schwachen Augen

Augen, deren Netzhautnerven taub oder untätig sind und die durch Übungen gelernt haben, auch während der Arbeit entspannt zu bleiben, werden mit der Hebung des allgemeinen Sehvermögens auch ein Aufleben des Farbensinns feststellen können. Jeder Lehrer, dem es gelingt, bei seinem Schüler die vollkommene Verschmelzung des von den beiden Augen aufgenommenen Doppelbildes und die übereinstimmende Einstellung beider Augen zu erreichen, kann, wenn dies gelungen ist, auch die Netzhautnerven für die feinen Farbabstufungen empfänglich machen und im Gehirn die Fähigkeit, die Wellenlängenreize präzise zu deuten, wieder wecken.

Sehprobleme beim Wehrdienst

Viele Flieger, die von der Luftwaffe wegen Farbenblindheit abgewiesen worden waren und zu uns kamen, konnten die Farben des Spektrums – Rot, Orange, Gelb, Grün, Blau und Violett – leicht erkennen. Einige von ihnen waren sogar recht begabte Maler und fielen dennoch beim Ishi-Hari-Farbentest durch. Nach Meinung der Psychologen, die wir teilen, bieten weder die Ishi-Hari-Karten noch ihr deutsches Gegenstück, die Stillingschen Karten, eine maßgebende Grundlage für die Prüfung der Farbenempfindlichkeit.

„Diese Karten“, schreibt der bekannte Psychologe Dr. Robert Loken, „sind für die Dienstverpflichtung vieler Kriegsteilnehmer mit mangelhaftem Sehvermögen verantwortlich, aber ebenso für die Abweisung anderer, die als tauglich hätten gelten müssen.“
Dr. Loken und sein Mitarbeiter Dr. Dunlap behaupten, daß diese Karten lediglich Helligkeitsunterschiede zwischen den Zahlen und dem Hintergrund vermitteln, nicht aber den Unterschied der Farbenabstufungen und daß sich die Umrisse, unabhängig von der Farbempfindlichkeit, wahrnehmen lassen, wenn der Helligkeitsunterschied groß genug ist. Die beiden Herren raten zu einer Anregung der Netzhautnerven und einer Unterrichtung im Farbensehen, bevor die Augen mit Hilfe genormter farbiger Garnstränge geprüft werden.
Dr. Dunlap und Dr. Loken empfehlen außerdem größere Dosen von Vitamin A zur Steigerung der Farbempfindlichkeit der Netzhaut. Sie behaupten, das Vitamin A fördere das Wachstum und die Entwicklung sämtlicher Deckgewebe einschließlich der Schleimhäute des Verdauungskanals, der Haut und der feinen Auskleidungsgewebe von Nase, Hals und Augen. Die Netzhaut ziehe ebenfalls Nutzen daraus.
Die Folgerung der beiden Ärzte ist, daß das Vitamin A sich auf die Zäpfchen, den empfindlichsten Teil der Netzhaut, auswirkt und somit, wie wissenschaftlich feststeht, zur Wahrnehmung der Farben unerläßlich ist.

Selbsthilfe bei der Entwicklung des Farbensinns

1. Betreiben Sie gewissenhaft die Übungen zur Entspannung des Körpers, des Geistes und der Augen, die zu Anfang dieses Buches beschrieben sind, wobei dem Sonnenbaden, Zudecken der Augen und den Körperschwüngen besondere Aufmerksamkeit zu widmen ist.
2. Sie üben besser bei Tageslicht als bei künstlichem Licht. Nehmen Sie weißes Papier und einen Kasten Wasserfarben mit den drei

Grundfarben: Rot, Gelb und Blau. Bitten Sie jemanden mit gutem Farbensinn, Ihnen beim Malen dreier paralleler Streifen von reinem Gelb, Rot und Blau behilflich zu sein. Machen Sie diese Streifen etwa fünf Zentimeter breit und in einem Abstand von fünf Zentimetern auf weißem Papier. Das sind die drei Grundfarben, die in der Natur vorkommen und die sich durch kein Farbenmischen herstellen lassen. Machen Sie sich mit diesen Farben vertraut, versuchen Sie sich den Unterschied der Farben gefühlsmäßig einzuprägen. Schreiben Sie den Namen jeder Farbe unter dem Streifen auf. Wenn die Grundfarben ganz trocken sind, mischen Sie zu gleichen Teilen Rot und Gelb, woraus sich Orange ergibt, Blau und Gelb, woraus Grün entsteht, und Rot und Blau, woraus Violett wird – die drei Sekundärfarben. Malen Sie mit jeder dieser Mischungen – Orange, Grün, Violett – zwischen die drei Grundfarben fünf Zentimeter breite Streifen. Sobald diese Farben trokken sind, schneiden Sie ein Quadrat von fünf Zentimeter vom Ende jedes der Farbstreifen ab und legen diese in der Reihenfolge der Regenbogenfarben – Rot, Orange, Gelb, Grün, Blau, Violett – vor sich hin. Beschriften Sie die Einzelfarben und versehen Sie sie auf der Rückseite mit einer Nummer. Tragen Sie sie in einem Umschlag bei sich in der Tasche. Holen Sie sie öfters heraus und breiten Sie sie in der richtigen Reihenfolge vor sich aus. Bald werden Sie sich nicht mehr nach den Namen und Nummern orientieren müssen; das Gefühl wird Ihnen sagen, wo die einzelnen Farben hingehören.

3. Nun suchen Sie in Zeitschriften nach farbigen Bildern, auf denen die Farben Ihrer sechs viereckigen Muster zu sehen sind, in womöglich noch satteren Beispielen. Schneiden Sie kleine Farbmuster aus den Zeitschriften aus und vermerken Sie die Farben darauf mit Bleistift. Lassen Sie sich dabei von jemand anderem kontrollieren.

4. Achten Sie auf alltägliche Dinge, deren Farbe zu Ihren Musterstücken paßt: eine rote Rose, eine orangefarbene Apfelsine, gelbe Butter, grünes Gras, den blauen Himmel, violette Veilchen.

5. Schauen Sie mit einem farbensicheren Freund die Auslagen von Blumen-, Obst- und Gemüseläden an und stellen Sie die verschiedenen Farben fest.

6. Tun Sie dasselbe vor den Auslagen von Textilgeschäften. Studieren Sie die Farben der ausgestellten Kleidungsstücke und versuchen Sie dieselben zu benennen.

7. Haben Sie sich erst einmal diese sechs Farben fest eingeprägt, sollten Sie, zur Vorbereitung für den Ishi-Hari- oder den Stilling-Test, sich von einem Maler im Unterscheiden der feineren Nuancen der Tertiärfarben unterrichten lassen, aus denen diese raffinierten Farbpunkte auf der Testkarte zusammengesetzt sind. Diese Farbenkarten verwirren sonst das ahnungslose Auge, das mehr auf Helligkeitsunterschiede als auf Farbengegensätze eingestellt ist. Nachdem Sie dies wissen, stellen Sie bei der Prüfung die Farbe des Hintergrundes fest, auf der die Zahl gedruckt steht, achten Sie nur auf die Farbe des Hintergrundes, auch dann, wenn sie manchmal heller oder dunkler erscheint, dann wird die Zahl als Kontrast klar hervortreten. Atmen Sie tief und blinzeln Sie oft. Lassen Sie die Augen schnell über jede Farbtafel wandern. Blicken Sie zwischen dem Beschauen der Farbtafel kurz in der Umgebung umher und schließen Sie die Augen, bevor Sie eine neue Tafel ansehen. Bedenken Sie, daß die Angst, Sie könnten die Prüfung nicht bestehen, das Sehvermögen stark beeinträchtigen kann. Und entspannen Sie sich, wie Sie es in den früheren Kapiteln dieses Buches gelernt haben.

ENTSPANNUNG UND TAUBHEIT

Ihr habt Augen und sehet nicht und habt Ohren und höret nicht, und denket nicht daran.
Markus 8, 18

Wem der nahe Zusammenhang von Sehen und Hören unbekannt ist, den mag es sonderbar berühren, in einem Buch über das Sehen eine Abhandlung über das Hören zu finden.

Alle fünf Sinne – Sehen, Hören, Riechen Schmecken und Fühlen – arbeiten eng zusammen. Sind die Nerven eines dieser Sinne angespannt, so sind es die anderen Sinne auch; sind sie entspannt, so sind alle entspannt. Wir haben die Erfahrung gemacht, daß auch das Gehör sich bessert, wenn wir das Sehvermögen eines Menschen steigern. Anderseits haben wir bei Schülern mit mangelhaftem Gehör festgestellt, daß die Entspannung der Augen wegen der zusätzlichen Anspannung des Ohres, um das gesprochene Wort zu verstehen, erheblich schwerer herbeizuführen ist. Die übermäßige Anspannung der Gehörnerven, um die verschiedenen Laute eines Gesprächs zu enträtseln, erschwert die Entwicklung der Sehkraft. Zudem muß ein Mensch, der einem ständig das bessere Ohr zuwendet, um die Worte aufzufangen, die Augen verdrehen, was die Augenspannung erhöht. Manchmal lassen wir zur Entspannung der Gehörnerven der Schüler eine sanfte, liebliche Musik während der Sehübungen spielen. Besseres Sehen stellt sich dann schneller ein.

Was für das Gehör zutrifft, gilt auch für die anderen Sinne. Ich befaßte mich einmal mit den schwachen Augen eines kleinen vierjährigen Mädchens und gab ihm während der Arbeit ein Stückchen leuchtend farbigen Samt zu streicheln. Den Tastnerven war das Gefühl der samtenen Glätte angenehm, und das half dem Kind, zusammen mit der Vorstellung der leuchtenden Farbe, die Augen zu entspannen und dadurch besser zu sehen.

Oft geben wir kleinen Kindern ein Bonbon, wenn sie ihre Sätze lesen. Die angenehme Berührung der Geschmacksnerven unterstützt die Entspannung und fördert den Gesichtssinn.

Aus diesem Grund geben wir in unserer Schule stets neben dem Unterricht zur Entspannung der Augen auch Anweisungen, wie man das Gehör entspannt. Das ist sehr einfach, da die Ohren in gleicher Weise wie die Augen auf die Entspannung reagieren. Ruhe und Entspannung kräftigen die Nerven. Das Zudecken der Augen kräftigt den Sehnerv; das Zudecken der Ohren kräftigt die Gehörnerven. Indes das Gehör sich bessert und weniger Anstrengung verursacht, entwickelt sich auch die Sehkraft.

Wenn Sie die Augenübungen in diesem Buch ausführen, machen Sie zwischendurch auch die Ohrenübungen. Sie werden gewiß feststellen, daß beides dem Sehen gut bekommt.

Die Physiologie des Gehörs

Der Schall ist eine Schwingungsbewegung in der Luft, in flüssigen oder festen Körpern. Insekten, so vermutet man, vernehmen die höchste Zahl Schwingungen. Die Fledermaus ist imstande, Ultraschall zu hören, eine Million Schwingungen mehr als das menschliche Ohr. Es ist ferner bekannt, daß ein Knabe, dem das Hörorgan völlig fehlte, durch die Knochenleitung des Schädels Schallwellen aufzunehmen lernte und so fünfundachtzig Prozent des normalen Gehörs erreichte.

Es gibt zwei Arten von Schwerhörigkeit:

1. Die Leitungsschwerhörigkeit, eine Störung der Überleitung der Schallwellen zum Cortischen Organ, dem Sitz der Schallempfindung im Innenohr.

2. Die Innenohrschwerhörigkeit oder Schallempfindungsschwerhörigkeit, eine Störung im Cortischen Organ, bei der die Über-

mittlung der Schallwellen an das Gehirn gestört ist, so daß keine Hörempfindung entstehen kann.
Es gibt Hörapparate für die Leitungsschwerhörigkeit, aber man kann auch durch Übung lernen, dieselbe auszugleichen und ein schwaches Gehör zu entwickeln. Bei Empfindungsschwerhörigkeit kann man das Cortische Organ durch Entspannung der betreffenden Nerven anregen.

Die Nervenüberanstrengung beim Hören

Schlechtes Sehen und schlechtes Hören strapazieren die Nerven. Ebenso wie überanstrengte Augen gegen helles Licht überempfindlich sind, leiden überanstrengte Ohren unter einer Überempfindlichkeit gegen Lärm und schrecken davor zurück. Töne, die das normale Ohr nicht stören, sind dem mangelhaften Ohr oft unerträglich, weil es die Töne zerspaltet, verzerrt und verwirrend hört. Diese Ohren brauchen deshalb ebensosehr die Stille und wiederholtes Ausruhen wie die Augen die Dunkelheit, die ihnen durch das Zudecken mit den Handtellern verschafft werden kann.
Manchen Ohren bedeutet es eine Anstrengung, die hohen Töne zu vernehmen, anderen dagegen, die tiefen Töne zu hören. Jedes Ohr wird durch unbekannte Töne angestrengt. Wir müssen die Gehörnerven so entspannen, daß sie sowohl die hohen wie die tiefen Töne ohne Anstrengung aufnehmen.
Nach Dr. Bates gehören alle fünf Sinne zu demselben Nervenbezirk und reagieren gemeinsam auf Spannung und Entspannung: wird ein Sinn entspannt, so entspannen sich alle; verkrampft sich der eine, so unterliegen alle der Verkrampfung.
Aus diesem Grund ist bei mangelhaftem Gehör eine Ausbildung auch der anderen Sinne geboten, da alle durch die Spannungen im Ohr geschwächt sind.
Das einfachste Mittel, sich bei Schwerhörigkeit zu entspannen, ist, das Spielen wieder zu lernen – eine heute fast verlorengegangene Kunst.

Der Hörvorgang im Gehirn

Um das Gesehene oder Gehörte zu erkennen, braucht das Gehirn nur die Andeutung einer Mitteilung von Auge oder Ohr. Im allgemeinen werden Töne, die über mangelhafte Nervenbahnen zum gut funktionierenden Gehirn gelangen, von ihm erkannt und ergänzt, indem es fehlende Teile nach bekannten Vorbildern hinzufügt, um so den Sinn deuten zu können. Eben diese Deutung der aufgenommenen Schallwellen muß gefördert werden.

Jeder hat einmal die Erfahrung gemacht, daß er jemanden sprechen hörte und rief: „Wie? Ich habe nicht verstanden!" Aber noch ehe die Bemerkung wiederholt wurde, hatte das Gehirn sie schon gedeutet, und man wußte, was gesagt worden war.

Oft können schwerhörige Ohren dazu geschult werden, sich an den verzerrten Klang des gesprochenen Wortes trotz des Ausfalls einer Anzahl Tonschwingungen zu gewöhnen. Anschließend kann durch Kräftigung der Zusammenarbeit zwischen Ohr und Gehirn die Empfindlichkeit des Hörzentrums im Gehirn gesteigert werden, so daß die Ohren lernen, zwischen dem Grundton eines Lautes und den überflüssigen und irritierenden Obertönen zu unterscheiden.

Wege und Mittel zur Besserung des Gehörs

Die Schulung des Ohrs besteht aus zweierlei: zum ersten aus der Anregung der Gehörnerven durch die Entspannung, das heißt, durch den Ausschluß aller Töne mittels Zudecken der Ohren; zum zweiten aus der Anregung, die aufgenommenen Schallwellen im Gehirn zu deuten. Dies geschieht, indem man Vorstellungen weckt und sich erinnert, wie der Ton eigentlich sein sollte. Zum Beispiel: Ist einer zu taub, das Ticken einer Uhr zu hören, die er sich ans Ohr hält, so soll er sich von jemandem den Rhythmus des Tickens oberhalb des Ohrs auf den Schädelknochen klopfen lassen, um die Vorstellung davon zu bekommen. Das Gehirn erhält so ein Vorbild, mit dem es dem Ohr zu Hilfe kommen kann.

Prüfen Sie mit einer Taschenuhr oder einem Wecker beide Ohren, um später zu wissen, wie gut oder schlecht Sie vor den Übungen gehört haben. Decken Sie die Ohren mit den Handtellern zu und erinnern Sie sich an Töne. Ebenso wie die Erinnerung an vertraute Dinge das Sehvermögen steigert, wird das Gehör durch die Erinnerung an früher gehörte Töne gestärkt.

Klangvorstellungen

Haben Sie je eine altmodische Pendeluhr gesehen? Erinnern Sie sich noch an das feierliche Tick-Tack bei jedem Pendelschlag – einen tiefen, scharfen, feinen Schlag, der sich in unveränderlichem Rhythmus wiederholt?
Können Sie sich an das Geläut der Kirchenglocken an einem klaren Ostersonntag entsinnen? Waren es die Glocken zweier Kirchen, die mit verschiedenem Klang und Rhythmus manchmal abwechselnd, dann wieder zu gleicher Zeit läuteten, so daß sie in einer Dissonanz zusammenklangen? Oder war es vielleicht ein Glockenspiel, das ein Kirchenlied spielte?
Haben Sie neben einem Wasserfall gestanden und dem Wasser zugeschaut und gelauscht, wie es über die Felsen strömte und in die Tiefe hinabrauschte?
Haben Sie sich je auf einem Bauernhof am Abend gegen einen Zaun gelehnt und dem schläfrigen Gackern der Hühner, dem Gurren der Tauben, dem Muhen der Kühe und dem leichten Läuten ihrer Schellen, dem fernen Gebell eines Hundes zugehört?
Es gibt so viele Töne und Klänge, an die man denken kann: das Rascheln trockenen Laubes, wenn man im Herbst durch den Wald geht; das Rauschen des Silberahorns; das Zittern der Espen vor dem Regen; das lebhafte Schnurren eines Rasenmähers. Lassen Sie sich noch andere Klänge und Geräusche einfallen. Sie werden es unterhaltend finden, und es wird das Gehör anregen.
Die Gehörnerven werden durch die zum Zudecken der Ohren bewirkte Ruhe gestärkt. Das Hörzentrum im Gehirn, das den Ton

deutet, wird dadurch belebt und ist bereit zu arbeiten, sobald ein Ton auf das Ohr trifft.

Entfernen Sie die Hände von den Ohren und horchen Sie wieder auf die Uhr oder den Wecker. Sie werden feststellen, daß Sie jetzt schärfer hören.

Übungen

Es wäre sehr vorteilhaft, sich von einem im Ohrentraining erfahrenen Lehrer unterrichten zu lassen, doch können Sie auch allein vieles erreichen.

1. Messen Sie, so gut Sie können, an einer Uhr, einem Wecker oder einem Klavierton die Schärfe des Gehörs auf beiden Ohren. Notieren Sie das Datum und die weiteste Entfernung, aus der Sie noch etwas vernehmen können.

2. Betreiben Sie sämtliche Entspannungsübungen, die in den früheren Kapiteln dieses Buches angeführt sind. Sie wirken sich auf die Ohren ebenso günstig aus wie auf die Augen.

3. Lassen Sie die warme Sonne in den Gehörgang scheinen und halten Sie das Ohr so, daß die warmen, heilenden Strahlen möglichst tief eindringen können. Scheint die Sonne nicht, benutzen Sie ein starkes, helles Licht.

4. Decken Sie die Ohren gut zu, die Handteller so dicht über sie gelegt, daß sie luftdicht abgeschlossen sind. Decken Sie die Ohren immer wieder für eine Viertelstunde zu und lesen Sie inzwischen ein Buch, das aufgestützt vor Ihnen steht.

5. Vor dem Zudecken der Ohren horchen Sie auf eine Uhr, einen Wecker oder einen Klavierton. Danach nehmen Sie die Hand von einem Ohr weg und horchen wieder auf dasselbe Ticken oder denselben Ton. Stellen Sie fest, ob Sie nun das Geräusch deutlicher hören oder ob Sie die Entfernung vergrößern können. Wenn die Gehörnerven nicht abgestorben sind, läßt sich meist eine Besserung des Gehörs feststellen.

Diese Übungen sind nur die ersten einfachen Schritte, um besser hören zu lernen. Mit Hilfe der eigenen Erfindungsgabe vermag man viele andere Möglichkeiten zu ersinnen, wie die Hörfähigkeit und die Fähigkeit, Schallwellen zu deuten, gesteigert werden können. Viele Menschen haben durch diese einfachen Mittel ihr Gehör gebessert, indem sie täglich regelmäßig übten. Ein auf diesem Gebiet erfahrener Lehrer könnte gewiß manch kürzeren Weg angeben und wirkungsvoll helfen, aber viele Schwerhörige haben anerkanntermaßen auch ohne fremde Hilfe eine Besserung ihrer Hörfähigkeit erreicht.

GESUND BLEIBEN DURCH ENTSPANNEN

Beim Sehen sind Geist, Auge und Nervensystem eng verbunden und bilden ein einziges Ganzes. Alles, was einen Teil dieses Ganzen betrifft, beeinflußt auch die übrigen Teile.

Aldous Huxley

Entspannt zu leben ist für den menschlichen Körper von so entscheidender Bedeutung, daß wir im selben Augenblick, wo die Entspannung beeinträchtigt wird oder verlorengeht und Spannungen an ihre Stelle treten, von allerlei Leiden befallen werden. Spannungen können die Ursache für geschwächte Gesundheit, beunruhigende Nervenstörungen, für Schlaflosigkeit, Augenleiden, Schmerzen und sogar für Lähmungen sein.

Dr. Bates stellte fest, daß auch das normale Auge nicht immer „normal" ist, sondern durch den allgemeinen Gesundheitszustand, durch Übermüdung und insbesondere durch seelische Aufregungen beeinflußt wird. Die seelische Verfassung eines Menschen kann durch Augenspannungen bis zur völligen Niedergeschlagenheit absinken. Kleine Mißlichkeiten, auf die man in entspanntem Zustand kaum achten würde, werden in verkrampftem Zustand als unerträglich empfunden. Ein asiatischer Weiser hat einst gesagt: „Das Gesicht des Abendländers ist immer voller Runzeln, weil er mit den Gesichtsmuskeln statt mit dem Gedächtnis denkt."

Sie haben sicher schon in einer Menschenmenge Männer und Frauen beobachtet mit starrem und zornigem Blick und unfreundlichem, verdrossenem Gesichtsausdruck und sich dabei gedacht: Bin ich froh, daß ich mit diesen Menschen nichts zu tun habe! Möglicherweise steckt aber nur Verkrampfung hinter dem verärgerten Blick, dem bösen Gesichtsausdruck, eine Verkrampfung,

die diese Menschen quält und unglücklich macht. Im Grunde ihres Herzens sind sie vielleicht gütig, freundlich und entgegenkommend. Für solche Menschen kann eine dauernde Entspannung das ganze Leben leichter machen. Dinge, über die sie sich früher ärgerten, werden sie kaum mehr berühren, das verzerrte Gesicht wird sich glätten und einen normalen Gleichmut widerspiegeln, mit dem sie nun den täglichen Problemen begegnen. Die Entspannung vermag die Probleme freilich nicht zu beseitigen, aber sie kann dazu beitragen, aus einem Elefanten eine Mücke zu machen. Sobald die Nerven und Gefühlserregungen ausgeglichen sind, sind auch die Sehschwierigkeiten gelindert, denn die Augen sind ein unmittelbares Barometer der seelischen Verfassung; die Sehkraft der Augen leidet unter geistigen und gefühlsmäßigen Aufregungen, sie bessert sich, wenn man von innerer Ruhe beherrscht wird.
Deshalb ist die seelische und kosmetische Wirkung einer entspannten Lebensweise von unschätzbarem Wert. Junge Leute mit matten Augen und faden Gesichtern werden springlebendig, sobald ihre Augen durch die Entspannung wieder normal sehen und die Hemmungen gelöst sind. Der ganze Mensch kann sich anders entfalten, wenn die Augen in voller Kraft glänzen und Freude ausstrahlen.

Ein Heilmittel gegen die Schlaflosigkeit

Die Entspannung ist ein Heilmittel gegen die Schlaflosigkeit. Wenn Augen, Geist und Körper lernen, sich zu entspannen, verschwindet langjährige Schlaflosigkeit, und die Betäubungsmittel, auf die so viele Menschen heute angewiesen sind, werden überflüssig. Der mit Hilfe von chemischen Mitteln herbeigeführte Schlaf ist nie befriedigend, und dennoch finden sich viele Schlaflose damit ab, weil sie keine bessere Lösung wissen. Die Art, wie man schläft, ist von außerordentlicher Wichtigkeit. Man kann tief schlafen, so tief, daß man von der Anstrengung des Schlafes völlig erschöpft aufwacht. Viele Menschen verkrampfen die Augen im Schlaf mehr als in den wachen Stunden. Andere wachen allmorgendlich mit Kopfschmerzen auf, die von Spannungen stammen. Es ist von größter Bedeutung, daß beim Einschlafen Gehirn und Augen entspannt sind, da beide so eng miteinander verbunden sind. Wenn Sie sich beim Einschlafen über dieses und jenes Sorgen machen, so verkrampfen sich Auge und Gehirn während der Nacht, und Sie wachen am Morgen mit Schmerzen oder erschöpft auf, und die Sehkraft ist angegriffen. Treffen Sie also Vorsorge für ruhigen Schlaf und machen sie hundert Elefantenschwünge vor dem Zubettgehen. Schläfern Sie sich dann durch Zudecken der Augen und durch ein wohltuendes Vorstellungsbild oder Ihre bevorzugte geistige Übung ein, namentlich dann, wenn Sie am Tage hohen Ansprüchen gerecht werden müssen. Dann wird wenigstens während der Nacht die notwendige Ruhepause eintreten.

Schmerzen lassen unter dem Einfluß geistiger und körperlicher Entspannung nach. Hartnäckige Kopfschmerzen, die sich seit langem festgesetzt haben, können durch Entspannen behoben werden. Schmerzen werden durch Stauungen ausgelöst. Stauungen kommen von Spannungen und Verkrampfungen. Die Psychologie lehrt, daß jede Empfindung verstärkt wird, wenn man seine Aufmerksamkeit darauf richtet. Entspannt man also den Körper und ermöglicht dadurch eine Beschleunigung der Durchblutung, so werden die Stauungen gelöst. Lenkt man außerdem den Geist teilweise oder auch nur vorübergehend durch andere Dinge ab, zum Beispiel durch eine geistige Übung, so können die Schmerzen verblassen, und der Körper hat Gelegenheit, sich wieder zu normalisieren.

Kopfschmerzen entstehen oft durch falschen Gebrauch der Augen. Ein Geschäftsmann berichtete, daß er seine ärgsten Anfälle von Kopfweh und Augenbeschwerden bekäme, wenn er einem Kunden, um dessen Aufmerksamkeit zu erhalten, während der ganzen Verhandlung starr in die Augen blicke. Gleich in der ersten Stunde erklärten wir ihm, wie er mit dem Blick über das Gesicht des Kunden hinweggleiten müsse, indem er abwechselnd schnell von einem Auge zum andern blicke. Danach machten ihm Besprechungen gar nichts mehr aus; sie wurden vielmehr ein Vergnügen. Probieren Sie es für sich selbst aus. Die raschen Bewegungen der

Augen sind gering; sie werden auf Ihr Gegenüber nur als Ausdruck einer ansprechenden Lebendigkeit wirken. Auf den ersten Seiten dieses Buches lernten Sie, einen schwarzen Punkt in Schwingung zu versetzen. Lassen Sie, wenn Sie sich mit jemandem unterhalten, die beiden Pupillen seiner Augen die schwarzen Punkte sein, zwischen denen Ihr Blick hin- und herpendelt.

Unterliegt der Körper außerordentlichen Spannungen, können sich die Nerven dermaßen verkrampfen, daß sie alle Gewalt über die Muskeln verlieren, die sie regieren müßten. In solchen Fällen kann es zu Zuckungen im Gesicht oder gar zu Gesichtslähmungen kommen, die den Leidenden peinigen. Für solche Menschen kann die geistige und körperliche Entspannung eine völlige Befreiung von dem Übel bedeuten.

Beispiele von Heilungen durch Entspannung

Einmal arbeitete ich mit einer jungen Sängerin, die sozusagen „Gold in der Kehle" hatte. Sie war seit vielen Jahren kurzsichtig, und das Augentraining, das ihr eine rasche Besserung brachte, begeisterte sie. Eines Nachts, nach einer langen Probe, die durch Streitigkeiten mit dem Direktor erschwert wurde, versagten ihr plötzlich die Stimmbänder; sie konnte keinen Ton mehr herausbringen. Eine Erkältung oder Kehlkopfentzündung lag nicht vor, sie war völlig gesund, doch konnte sie nur noch flüstern.

Die Spezialisten behaupteten, die Stimmbänder seien gelähmt. Die junge Sängerin war fast von Sinnen vor Angst, daß damit ihre Karriere zu Ende sei. Es gelang mir, sie trotz ihrer Aufregung zur gewohnten Übungsstunde mit mir zu überreden. Sie konzentrierte sich ganz auf die Sehübungen und vergaß dabei fast die Tragödie der letzten drei Tage, obgleich sie noch immer nur flüstern konnte. Allmählich begann sie sich zu entspannen, die Sehkraft stellte sich schärfer ein als je zuvor, und plötzlich blitzte der Text, an dem sie übte, so klar auf, daß sie laut ausrief: „ ‚Hübsche Stadt' – ich habe die Worte so vollkommen deutlich wie mit dem Fernglas ge-

sehen!“ Dann griff sie sich erschrocken an die Kehle: „Ich kann ja wieder reden!“
Indem sie sich geistig entspannt hatte, hatten sich mit allen Nerven des Körpers auch die Stimmbandnerven entspannt, und ihre kräftige und geschulte Stimme war so gut wie vorher. Sie sang einige Tonleitern, bevor sie mich verließ, ging dann mit Ruhe und Sicherheit zur Generalprobe und sang bei der Aufführung besser als zuvor. Nun, da sie begriffen hat, daß Überspannung die Ursache der Stimmbandlähmung war, weiß sie sie auch entspannt zu halten und eine Wiederholung dieses erschütternden Erlebnisses in Zukunft zu vermeiden.
Wenn sich, zugleich mit der geistigen Entspannung, ein Sinnesorgan entspannt hat, entspannen sich auch die anderen Sinne, da, wie Dr. Bates uns gelehrt hat, alle Sinne mit dem gleichen Nervenbezirk im Gehirn in Verbindung stehen. Wenn also die Sehkraft wiederhergestellt ist, bessert sich das Gehör und auch der Geruchssinn. Wir haben erstaunliche Beispiele, wie zugleich mit einer Besserung des Sehens unbeteiligte und unentwickelte Geruchsnerven belebt wurden.
Der entspannte Zustand ist für den Körper der normale. Dann sind mit allen Sinnesnerven und den übrigen Nerven des Körpers auch die inneren Organe entspannt, und der allgemeine Gesundheitszustand bessert sich. Schüler berichten uns oft von normalerem Blutdruck, besserer Herztätigkeit, einer regelmäßigen Funktion der Verdauungsorgane, wie sie sie seit Jahren nicht mehr gekannt hatten. Kurzum: Sie verspürten eine allgemeine Hebung der Gesundheit und des Wohlbefindens.

Hilfe für klares Denken

Klares, schöpferisches Denken ist nur dann möglich, wenn der Geist entspannt ist. Schriftsteller und Künstler klagen zuweilen über einen Stillstand ihrer Arbeit, über unfruchtbare Zeiten, in denen die Schaffenskraft erlahmt. Diese scheinbare Ohnmacht ist auf geistige Spannungen oder Überanstrengung zurückzuführen. Solche Zeiten können bald überwunden werden, wenn man die Kunst des Sichentspannens beherrscht. Lernt man erst einmal, die Entspannung während der Tätigkeit beizubehalten, wird man von solchen Anfällen geistiger Verödung nicht mehr heimgesucht. Menschen, die beruflich stark in Anspruch genommen sind, entdecken, wenn sie gelernt haben, entspannt zu bleiben, daß ihre Gedanken geordneter sind und daß das Gedächtnis das aufgespeicherte Wissen mühelos bereithält. Sind erst einmal die Augenanstrengung und die geistige Spannung – die Ursachen des Brechungsfehlers und der Zerstreutheit – ausgeschaltet, so können sich die geistigen Kräfte frei entfalten.

Die Überspannung kann einen Menschen zugrunde richten. Die Entspannung ist das Mittel zu seiner Gesundung. Ist die entspannte Lebensführung erst einmal ins Unterbewußtsein eingegangen, dann verläuft das Leben reibungsloser, menschliche Beziehungen gestalten sich angenehmer, man hat nicht mehr so viele und so lästige Gegner, und der Erfolg steht im Bereich des Möglichen.

Sehen ist ein Genuß. Wer unter schwachem Augenlicht nie gelitten oder die Gefahr des Erblindens nie gekannt hat, weiß das Glück kaum zu schätzen, auch nur die einfachen Dinge des Alltags sehen zu können; den meisten von uns erscheint es als selbstverständlich. Ich befaßte mich einmal mit einem Mädchen, das in einem Blindenheim aufgewachsen war. Als die Sehkraft im Laufe einiger Übungsstunden bei ihr wieder auflebte, hörte man in den Unterrichtsräumen ihr Lachen, so groß war die Freude, auch nur so alltägliche Dinge wie einzelne Wörter und Buchstaben sehen zu können.

Ein älterer Mann mit Star auf beiden Augen, der sein Sehvermögen gerade erst zurückgewann, schaute gar nicht auf, als die Lehrerin ihm etwas zeigen wollte; er saß nur da und sah auf seine Hände, die auf den Knien ruhten. Schließlich fragte sie ihn, was er habe. „Ich genieße es eben so sehr“, erklärte er, „die Hände auf den Knien zu sehen, daß ich gar nicht damit aufhören mag.“ Es war das erstemal seit seiner Erblindung, daß er seine Hände deutlich sehen konnte.

Sogar ganz kleine Kinder geraten vor Freude außer sich, wenn das Sehen zum erstenmal funktioniert. Ich hatte das Glück, ein sechs Monate altes starblindes Baby zu behandeln. Eines Tages konnte es, wohl durch eine plötzliche, starke Durchblutung, auf einmal einen Schimmer sehen. Seine Augen richteten sich auf eine glitzernde Christbaumkugel. Es fing an, in den Armen der Mutter zu zappeln und streckte die Hände danach aus, strahlte vor Freude und blies Speichelblasen. „Es hat die Kugel gesehen!" rief die Mutter, und die Tränen liefen ihr über die Wangen. „Das ist das erstemal, daß mein Kind die Hände nach etwas ausgestreckt hat!"

Sehen zu können ist für alt und jung eine Quelle größten Glücks. Und diejenigen unter uns, die nie Schlimmeres als einen Brechungsfehler gehabt haben, mögen bedenken, welche Bereicherung und welch ein Glück es bedeutet, unsere Umgebung, unsere ganze herrliche Welt der Farben, der Bewegungen und der Formen täglich mit den Augen genießen zu können.

Wir sind es uns schon schuldig, die Sehkraft zu hüten, indem wir unsere Augen stets entspannt halten.

ZUSAMMENFASSUNG

Das Heranbilden ausreichender Sehgewohnheiten scheint mehrere Jahre zu beanspruchen. Ist aber die Gewohnheit, das Gehirn und die Augen beim Sehen richtig zu gebrauchen, erst einmal gefestigt, dann wird sie ebenso zur Selbstverständlichkeit wie die Gewohnheit, den Hals, die Zunge und den Gaumen zum Sprechen oder die Beine zum Gehen zu gebrauchen.

Aldous Huxley

Haben Sie einmal die Biene bei ihrer Arbeit beobachtet? Sie fliegt von Blüte zu Blüte, holt sich hier ein wenig Nektar und da ein wenig. Sie arbeitet beharrlich und unermüdlich und trägt in winzigen Mengen einen Vorrat für die spätere Zeit zusammen. Wenn Sie ebenso – nach und nach – immer mehr Entspannung gewinnen, werden Sie mit der Zeit eine bleibende Fähigkeit entwickeln, die Augen richtig zu gebrauchen, und allen künftigen Anforderungen gerecht werden. Der Geist wird bereichert, Ihr ganzes Wesen freier und anziehender werden, das Leben in jeder Hinsicht reichhaltiger und erfreulicher sein.
Abschließend sei nochmals gesagt: Das Auge ist zum Sehen geschaffen, zum Sehen in die Nähe und bis in die weiteste, dem menschlichen Auge wahrnehmbare Ferne. Manche Augen verfügen über eine Sehkraft, die ihnen gestattet, über das Maß, das für das menschliche Auge als das höchstmögliche gilt, hinauszusehen. Ich kenne einen Seekapitän in den Tropen mit einem so außergewöhnlichen Sehvermögen, daß er am hellichten Tag sein Schiff nach der Venus navigieren kann. Als er in der Heimat auf Urlaub war, zeigte er um zehn Uhr an einem sonnigen Maimorgen einer Gruppe von fünfzig Leuten die Venus. Es war ein schöner Anblick,

die Venus wie einen winzigen schimmernden Edelstein zu sehen, der weit oben für sich allein funkelte und uns viel näher als der Himmel zu sein schien, der weit weg in den Hintergrund gerückt war.

Die Augen wollen sehen; sie sind begierig danach. Entspannen Sie sich, und Ihre Augen werden sich den im täglichen Leben gegebenen Entfernungen anpassen.

Wir sind auf diesen Seiten bemüht gewesen zu zeigen, wie man die Entspannung lernen und sie beim Gebrauch der Augen beibehalten kann. Diese Regeln sind, wenn sie allein geübt werden, schwieriger durchzuführen als unter der Aufsicht eines Lehrers, weil Augenspannungen eintreten können, ohne daß Sie wissen, wann und wie. Dennoch werden Sie, wenn Sie sich gewissenhaft an die Anweisungen halten, einen Erfolg erzielen.

Der Wille, für den Erwerb guter Sehgewohnheiten Zeit und Aufmerksamkeit zu opfern, wird den Erfolg sichern. Sie müssen nur bereit sein, die einfachen Übungen zu machen, und dann an Ihrem Entschluß festhalten, täglich die willkürlichen Muskeln durch Schwungübungen, die unwillkürlichen Muskeln durch geistige Übungen zu lockern. Geistige Ausgeglichenheit und entspanntes Denken sind nicht weniger wichtig als gelockerte Muskeln.

Viele Menschen meinen, sie hätten keine Zeit, die Entspannungsübungen zu machen – sie w o l l e n sich keine Zeit dafür nehmen. Entspannt zu sehen braucht nicht mehr Zeit, als verkrampft zu sehen. So, wie Sie heute Ihre Augen gebrauchen, werden sie Ihnen morgen dienen.

Jede Sehkraft wird durch Entspannung gesteigert, gleichgültig, ob es sich um alte oder junge Menschen handelt. Die Entspannung kann keinerlei körperlichen Schaden anrichten. Sie können diese Methode also ohne Bedenken anwenden. An Ihnen liegt es, sie wirksam zu machen. Bessere Gesundheit, bessere Nerven, ein frischer Geist und ein frisches Auge werden der Lohn sein. Die Sehkraft ist unser kostbarster Besitz und unser wesentlichster Sinn. Schützen Sie darum die Augen vor Spannungen, lernen Sie, mit entspanntem Geist und Auge zu sehen; dann wird jeder Blick das Augenlicht kräftigen, statt ihm zu schaden. Entspannen Sie sich und bedenken Sie, daß auch Sie über ein gutes Sehvermögen verfügen und Ihre Augen für immer jung erhalten können.

Karte Nr. 1

Grundsätze des Augentrainings

1. Spannungen überanstrengen die Augen. Durch Entspannung werden die Spannungen gelöst.

2. Im normalen Zustand ist das Auge entspannt. Sobald das Auge die Entspannung verliert, treten Spannungen ein, der Blick wird starr und die Sicht schlecht.

3. Das Sehen kann nur durch Schulung im richtigen Gebrauch der Augen, entspannt zu sehen, gebessert werden. Das normale Auge vibriert schnell und unaufhörlich.

4. Der Augapfel arbcitct wie eine Kamera, indem er seine Brennweite verändert. Um die Brennweite einer Kamera zu ändern, muß man den Abstand zwischen Negativ und Linse verändern.

5. Wenn die Augen sich auf einen Gegenstand richten, wird die Entfernung zwischen der Netzhaut im Augenhintergrund und der Hornhaut vorn zum Nahsehen verlängert und zum Weitsehen verkürzt.

6. Sechs Muskeln außerhalb des Augapfels bringen diese Veränderung zustande; vier, die sich von vorn nach hinten erstrecken, verkürzen den Augapfel; die beiden andern, die seine Mitte umspannen, drücken ihn in die Länge.

7. Sind die Augen entspannt, dann sind diese Muskeln beweglich; sie arbeiten automatisch zusammen und regulieren die Brennweite so, daß die Augen sowohl in die Nähe wie in die Ferne sehen können.

Karte Nr. 2

c a i g

m e f t s

t p j x n q

l w r y s u a

e v g p c f d t

k a b e n e m y

b g p l a i q d o

z m o v p e d h s f

Karte Nr. 3

DIE KUNST DES LESENS

Beim Lesen sollen Sie auf den weißen Zwischenraum zwischen den Zeilen und nicht unmittelbar auf den Text selbst sehen. Es erfordert keine Anstrengung, mit dem Blick über den unbeschrifteten Grund eines gedruckten Blatts zu schweifen. Das Fixieren einzelner Worte und Buchstaben ist dagegen eine Anstrengung, und diese Anstrengung beeinträchtigt die Sehkraft.

Bewegt jemand mit normalem Sehvermögen den Blick rasch über den weißen Zwischenraum zwischen den Zeilen von einem zum andern Rand hinweg, so vermag er den Text leicht, schnell und ohne zu ermüden zu lesen. Sieht er nur auf die Buchstaben, so ermüden seine Augen, und das Sehvermögen wird geschwächt.

Wer in der Nähe schlecht lesen kann, neigt dazu, die Aufmerksamkeit auf die Buchstaben zu richten. Das Ergebnis ist noch schlechteres Sehen. Eine Besserung kann erst dann eintreten, wenn man gelernt hat, auf die weißen Zeilenzwischenräume zu schauen.

Die Fähigkeit zu lesen kann gesteigert werden, indem die Fähigkeit, sich die Farbe Weiß genau vorzustellen, gesteigert wird. Die Steigerung wird auf folgende Weise erzielt: Schließen Sie die Augen und stellen Sie sich etwas noch Weißeres als diese Buchseite vor – das Weiß des Schnees, des Leinens. Öffnen Sie die Augen. Wenn Ihre Vorstellungen intensiv und klar genug gewesen sind, werden Ihnen die Zeilenzwischenräume für einige Augenblicke weißer erscheinen als sie in Wirklichkeit sind. Wiederholen Sie regelmäßig diese Übung. Sobald Ihr Vorstellungsbild von Weiß so stark geworden ist, daß Sie die Zwischenräume zwischen den Zeilen andauernd weißer sehen als sie tatsächlich sind, wird der Druck durch den Gegensatz schwärzer erscheinen, und das Auge wird feststellen, daß es leichter und ohne Anstrengung lesen kann.

Der schmale weiße Strich

Hat das Vorstellungsbild von Weiß diese Intensität erreicht, so geschieht es oft, daß der schmale weiße Strich als viel weißer wahrgenommen wird als die übrige weiße Fläche des Blattes. Dieser weiße Strich läßt sich mit einem Neonlicht vergleichen, das sich von einem Rand zum andern unmittelbar unter der Druckschrift schnell hinwegbewegt.

Das Bewußtsein dieses schmalen weißen Striches ist beim Lesen eine große Hilfe, da es die Funktion sowohl der Augen wie des Gehirns beschleunigt. Ist der weiße Strich erst einmal wahrgenommen und der Erinnerung fest eingeprägt worden, so wird unbegrenztes Lesen, ohne zu ermüden, möglich sein.

Auszug aus einem Artikel von
Dr. med. William H. Bates

Karte Nr. 4

DIE KUNST DES LESENS

Beim Lesen sollen Sie auf den weißen Zwischenraum zwischen den Zeilen und nicht unmittelbar auf den Text selbst sehen. Es erfordert keine Anstrengung, mit dem Blick über den unbeschrifteten Grund eines gedruckten Blatts zu schweifen. Das Fixieren einzelner Worte und Buchstaben ist dagegen eine Anstrengung, und diese Anstrengung beeinträchtigt die Sehkraft.

Bewegt jemand mit normalem Sehvermögen den Blick rasch über den weißen Zwischenraum zwischen den Zeilen von einem zum andern Rand hinweg, so vermag er den Text leicht, schnell und ohne zu ermüden zu lesen. Sieht er nur auf die Buchstaben, so ermüden seine Augen, und das Sehvermögen wird geschwächt.

Wer in der Nähe schlecht lesen kann, neigt dazu, die Aufmerksamkeit auf die Buchstaben zu richten. Das Ergebnis ist noch schlechteres Sehen. Eine Besserung kann erst dann eintreten, wenn man gelernt hat, auf die weißen Zeilenzwischenräume zu schauen.

Die Fähigkeit zu lesen kann gesteigert werden, indem die Fähigkeit, sich die Farbe Weiß genau vorzustellen, gesteigert wird. Die Steigerung wird auf folgende Weise erzielt: Schließen Sie die Augen und stellen Sie sich etwas noch Weißeres als diese Buchseite vor — das Weiß des Schnees, des Leinens. Öffnen Sie die Augen. Wenn Ihre Vorstellungen intensiv und klar genug gewesen sind, werden Ihnen die Zeilenzwischenräume für einige Augenblicke weißer erscheinen als sie in Wirklichkeit sind. Wiederholen Sie regelmäßig diese Übung. Sobald Ihr Vorstellungsbild von Weiß so stark geworden ist, daß Sie die Zwischenräume zwischen den Zeilen andauernd weißer sehen als sie tatsächlich sind, wird der Druck durch den Gegensatz schwärzer erscheinen, und das Auge wird feststellen, daß es leichter und ohne alle Anstrengung lesen kann.

Der schmale weiße Strich

Hat das Vorstellungsbild von Weiß diese Intensität erreicht, so geschieht es oft, daß der schmale weiße Strich als viel weißer wahrgenommen wird als die übrige weiße Fläche des Blattes. Dieser weiße Strich läßt sich mit einem Neonlicht vergleichen, das sich von einem Rand zum andern unmittelbar unter der Druckschrift schnell hinwegbewegt.

Das Bewußtsein dieses schmalen weißen Striches ist beim Lesen eine große Hilfe, da es die Funktion sowohl der Augen wie des Gehirns beschleunigt. Ist der weiße Strich erst einmal wahrgenommen und der Erinnerung fest eingeprägt worden, so wird unbegrenztes Lesen, ohne zu ermüden, möglich sein.

Auszug aus einem Artikel von
Dr. med. William H. Bates

Karte Nr. 5

l o o k

l o o k

l o o k

l o o k

l o o k

l o o k

Sobald es Ihnen möglich ist, sich bestimmte Dinge ebensogut mit offenen wie mit geschlossenen Augen vorzustellen, wird Ihr Sehvermögen eine sofortige Besserung erfahren.